本研究受到首都经济贸易大学
北京市属高校基本科研业务费专项资金
（批准号：00492254413040）
国家自然科学基金（项目号：72203153）资助

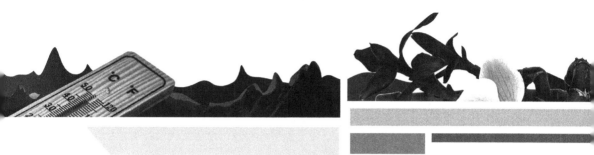

极端气温暴露与
健康人力资本研究

U0311735

陈嫣然　著

首都经济贸易大学出版社
Capital University of Economics and Business Press
·北京·

图书在版编目（CIP）数据

极端气温暴露与健康人力资本研究／陈嫣然著. --北京：
首都经济贸易大学出版社，2023.5
ISBN 978-7-5638-3502-7

Ⅰ.①极… Ⅱ.①陈… Ⅲ.①气温变化—影响—居民—
健康—研究 Ⅳ.①R195

中国国家版本馆 CIP 数据核字（2023）第 061396 号

极端气温暴露与健康人力资本研究
JIDUAN QIWEN BAOLU YU JIANKANG RENLI ZIBEN YANJIU
陈嫣然 著

责任编辑 杨丹璇
封面设计 风得信·阿东
FondesyDesign
出版发行 首都经济贸易大学出版社
地 址 北京市朝阳区红庙（邮编 100026）
电 话 (010) 65976483 65065761 65071505（传真）
网 址 http://www.sjmcb.com
E-mail publish@cueb.edu.cn
经 销 全国新华书店
照 排 北京砚祥志远激光照排技术有限公司
印 刷 北京建宏印刷有限公司
成品尺寸 170 毫米×240 毫米 1/16
字 数 170 千字
印 张 9.75
版 次 2023 年 5 月第 1 版 2023 年 5 月第 1 次印刷
书 号 ISBN 978-7-5638-3502-7
定 价 39.00 元

气候环境的变迁是影响健康人力资本积累的重要外界因素之一，人类社会的经济福祉与不可预测且不断发展的气候变化进程之间的关系已经成为全球气候变化经济学中的关键问题。气候变化已经成为 21 世纪以来人类面临的最大挑战之一。除了全球总体变暖的趋势外，气候变化的另一个重要特征是极端温度事件的发生强度和频率不断增加；而随着全球气候变化和老龄化进程的加快，老年人是最容易受到负面影响的弱势群体之一。基于此，本研究将以健康人力资本为主要研究议题，以全球范围内日益严峻的气候变化局势为切入点，分析不可预测、频发、强度大、持续时间长的极端气温现象对我国居民健康的影响。在健康人力资本的度量上，本研究从身体健康、精神健康和健康风险认知及健康行为三个维度全面识别极端气温对健康状况的多层次影响。

通过梳理当前有关极端气温与个体健康的实证研究可以发现：首先，大部分研究多讨论较为严重的身体健康指标（例如死亡率、自杀等），然而气候变化的缓慢影响同样会带来个体精神健康状况恶化、健康风险认知和健康行为的改变，一些非急性的健康指标同样值得关注；其次，大部分研究集中在自然灾害等离散极端天气事件对健康的影响上，且极端温度测量主要基于温度的绝对值，忽视了长期以来个体生理上和心理上形成的适应机制，对于基于特定地区极端温度的相对变化如何影响个体健康的研究还十分匮乏；再次，极端天气对健康行为和健康风险认知的影响的研究还是一个较为新兴的研究方向，在健康保险等其他方面的研究还非常少；最后，目前大部分研究多使用宏观层面的行政管理数据，无法对微观个体的行为特征进行深入分析。为了填补这一空白，一方面，本研究将中国 45 岁以上中老年人口的面板数据集与长期天气数据相结合，探究极端温度对中老年个体身体健康和精神健康的影响；另一方面，本研究将国内大型保险公司参保大数据与长期天气数据相结合，以健康保险的参保行为为例，进一步刻画气温对于重疾险参保行为的影响，从而分析极端气温对于人群健康风险认知和健康行为的作用机制。

本研究的主要研究结论如下：

首先，本研究通过全国大型微观人户调查数据和全国范围内的气象历史资料，以中老年群体自评健康水平、日常活动障碍（ADL/IADL）、罹患慢性病情况以及认知能力的衰退情况作为个体身体健康的代理变量，全方位、多维度地刻画气候变化背景下我国中老年群体的身体健康状况，分析长期的极端气温暴露对我国中老年人身体健康的累积影响。结果显示，长期的极端高温和低温暴露都会显著地影响中老年群体的身体健康状况，但对不同维度下的身体健康指标的影响具有差异性；此外，极端气温暴露对个体身体健康的影响具有一定的季节特征，并在不同人群中具有异质性。具体而言，个体在极端高温天气中多暴露一天，会使个体的年均自评健康情况显著下降3.22%，日常活动情况和慢性病的患病情况分别显著上升1.19%和1.30%，带来个体身体健康状况不同程度的恶化；同时会使样本的年均长期记忆和数学测试得分水平分别显著下降约1.51%和3.22%；极端低温的暴露同样会对身体健康状况带来类似的损害。研究还发现，发生在不同季节的不同类型的极端气温暴露都会对中老年个体的身体健康状况产生负面影响，但极端高温的暴露带来的负面影响依然是全面且显著的；相较于男性，女性对极端低温的负面影响更为敏感。

其次，本研究进一步强调了气候变化背景下极端温度与中老年个体精神健康之间的重要关联，揭示了长期暴露于当地极端温度，尤其是大部分文献中忽略的极端低温，对中国中老年人精神健康状况产生的累积性负面影响。结果显示，特定地区局部相对极端温度变化，特别是极端低温暴露，显著加重了我国中老年群体的抑郁情绪。局部极端高温暴露和极端低温暴露会分别使样本的抑郁情绪年均增加1.75%和3.00%。此外，本研究进一步证明了空调和各种类型的取暖设备能够有效地缓解极端气温带来的不利影响。而这种不利影响在不同的人群中有着高度的异质性，老年人、女性和农村居民更容易受到极端气温暴露带来的负面冲击。

最后，本研究为极端气温与健康行为决策和健康风险认知之间的影响关系提供了新的证据，并进一步验证了文献中提出的温度的"认知输出"（cognitive output）效应。基于健康人力资本的内涵，本研究扩展了"健康"的定义，以健康保险的购买行为为例，讨论了极端气温暴露与重疾险购买行为之间的关系，发现随着特定时间区间内日均气温值的升高，重疾险签约保单的保额在减少。该结论也进一步验证了现有文献中关于温度与风险认知的讨论，即温度的升高会改变健康风险认知状态，人们倾向于采取更为冒险的行为，从而减少了保险的购买行为。此外，本研究进一步讨论了气温对重疾险的退保、续保和理赔行为的影响，对基准回归中的结果进行了补充和交叉验证。

　　本研究基于相对极端温度暴露来描述缓慢进展的气候变化进程，全面分析了极端气温暴露对中老年群体身体健康和精神健康的具体影响，并讨论了极端气温暴露对健康风险认知和健康行为的影响。本研究的结论丰富了当前气候变化领域的研究成果，为极端温度的研究提供了新的证据，能够帮助国家和公众更好地理解气候变化的影响机制，提高脆弱人群应对和适应气候变化的能力，从而更好地实现健康公平和环境正义，提高全民的福利水平，增加个体的人力资本积累。

目录 CONTENTS

1 引言

1.1 研究背景

根据经济学理论，人力资本是人类社会福祉重要的表现形式，既深刻地影响着经济发展效率和公平，又构成了经济社会发展的重要目标（Romer, 1990; Barro, 1991; Benhabib and Speigel, 1994; Mushkin, 1962; Bluag, 1976）。现有的经济学研究普遍认为人力资本可通过各类教育培训、医疗保健手段和劳动力转移等方式进行投资积累（Schultz, 1961）；其中，教育和健康是人力资本最为重要的组成部分（Mushkin, 1962）。在过去的几十年里，随着健康经济学研究的发展，健康人力资本作为个人和国家发展与经济福祉的关键因素，在全球范围内逐渐得到认可。健康经济学的研究认为，改善世界各地人群的健康状况是一项重要的社会目标，健康人力资本的积累和发展不仅能够显著改善个人的健康状况，也能够提升周围人群和整个社会的健康效益，是提升整体健康水平的重要决定因素，具有显著的直接收益和正向的溢出效应；从长期来看，健康人力资本也成为促进经济增长重要的驱动力，通过加速经济增长、改善健康状况可以带来同样大的间接收益（Bloom and Sachs, 1998; Gallup and Sachs, 2001; WHO, 2001; Alleyne and Cohen, 2002; Bloom and Canning, 2005; Lorentzen et al., 2008）。根据党的十八届五中全会战略部署，中共中央、国务院于2016年10月25日印发并实施《"健康中国2030"规划纲要》，首次从国家层面提出"把健康摆在优先发展的战略地位"①，并将推进健康中国建设作为卫生系统的主要战略目标之一，凸显了国家对提升国民健康水平、促进健康人力资本积累的高度重视和坚定决心。在我国，随着环境污染问题的日益严重、人

---

① 中共中央、国务院印发《"健康中国2030"规划纲要》[EB/OL].［2022-07-09］. http://www.gov.cn/xinwen/2016-10/25/content_5124174.htm.

口老龄化进程的加快和人们生活方式的转变，慢性非传染性疾病负担不断加重；同时，随着我国城镇化水平的提高和人口密度及流动性的提升，大面积传染性疾病的风险和其社会影响日益增加。在应对这些新的历史背景和新挑战的过程中，健康人力资本的研究具有重要的理论意义和现实意义。

气候环境的变迁是影响健康人力资本积累和发展的重要外界因素之一。自工业化以来，全世界的经济体经历了前所未有的高速发展；而随着人类对自然环境资源禀赋的开采利用和社会经济活动的增加，气候变化已经成为 21 世纪以来人类面临的最大挑战之一，人类社会的经济福祉与不可预测且不断发展的气候变化进程之间的关系已经成为全球气候变化经济学中的一个特别关键的问题（Deryugina and Hsiang，2014）。

目前，已有诸多健康经济学和环境经济学领域的研究证明了不断发展的气候变化进程已经从多方面对人类健康构成了巨大威胁（Barreca et al.，2012；Costello et al.，2009）。全球变暖是气候变化最典型也最为人熟知的特征，目前全球变暖的幅度与世界工业化之前的平均水平相比已经超过 1.2℃，这导致了深刻长远并持续恶化的健康影响（Field，2014；McMichael et al.，1996）。从长远看，气候变化极大地威胁着人类健康和社会经济福祉，气候变化也被《全球风险报告》列为过去十年最具破坏性和最可能发生的五种潜在全球风险之一（Watts et al.，2021）。

研究气候变化对健康的影响对我国当前节能减排、污染治理等环境政策的制定也具有重要的参考价值。目前，我国是世界上最大的碳排放国，尽管近年来在减少温室气体排放和减缓气候变化进程上采取了强有力的措施，并取得了一定的成效，但我国的碳强度仍然很高。在 2021 年全国政府工作报告和"十四五"规划及 2035 年远景目标中，中央进一步强调了我国应对气候变化的责任和决心，首次明确了要"扎实做好碳达峰、碳中和各项工作""推动煤炭清洁高效利用，大力发展新能源""加快建设全国用能权、碳排放权交易市场，完善能源消费双控制度"①，并提出"制定 2030 年前碳排放达峰行动方案""建设清洁低碳、安全高效的能源体系，建设低碳城市，推进碳排放权市场化交易"② 等重要举措。未来，中国作为地球村的一员和《巴黎协定》的重要缔

---

① 政府工作报告：2021 年 3 月 5 日在第十三届全国人民代表大会第四次会议上 ［EB/OL］．［2022-07-09］．http：//www.xinhuanet.com/politics/2021lh/2021-03/12/c_1127205339.htm.

② 中华人民共和国国民经济和社会发展第十四个五年规划和 2035 年远景目标纲要 ［EB/OL］．［2022-07-09］．http：//www.xinhuanet.com/2021-03/13/c_1127205564.htm.

约国，将继续以大国的责任和担当持续以实际行动为全球应对气候变化作出应有的贡献。

就本研究所重点关注的气候变化与健康人力资本问题，著名医学期刊《柳叶刀》联合 35 个主要学术机构和联合国调查机构发布了《柳叶刀人群健康与气候变化倒计时报告》（以下简称《报告》），进一步汇报了气候变化的最新进展、严峻形势和潜在威胁。在 2022 年度报告中，除了持续追踪并监测了全球范围内气候变化的进程和健康危害之外，还首次强调了此次新型冠状病毒感染疫情（以下简称"新冠疫情"）在全球范围内的大流行也进一步增加了气候变化带来的巨大健康危害和经济成本的挑战。截至 2020 年 11 月 9 日，新冠疫情大流行已蔓延至全球的 190 个国家，约有 50 493 000 例确诊和 1 257 700 人死亡[1]。基于传统的经济学和环境健康领域的研究，学者们一直在尝试分析和描述当前的气候变化进程和新传染病的大流行、地理环境恶化、森林砍伐、土地使用的变化以及动物健康状况之间的关系。学者们普遍认为，气候变化和新冠疫情都加剧了国家内部和国家之间现有的不平等状况（Hopman et al.，2020；Ji et al.，2020；Raju and Ayeb-Karlsson，2020）。作为这一流行病的直接后果，有研究表明，流行病传播带来的经济活动减少和停滞预计会使 2020 年温室气体排放量减少 8%，这将是有史以来最迅速的一年下降（IEA，2020）。但是至关重要的是，这些减排并不代表应对气候变化所需的经济脱碳，而只是经济活动的暂时冻结。以 2008 年全球金融危机为例，虽然金融危机期间温室气体排放量减少了 1.4%，但随后出现了剧烈反弹，直接导致 2010 年温室气体排放量增加了 5.9%（Watts et al.，2021）。同样，目前的排放量下降不太可能持续下去，随着全球经济的复苏，碳排放量也会逐渐反弹。在未来 5 年，仍将需要大量的财政、社会和政治投资，以继续保护人口和卫生系统免受新冠疫情的影响，安全地重新启动并重组国家和地方经济，并以为未来经济和公共卫生冲击做好准备的方式进行重建。同时，还需要进一步完善公共服务和医疗卫生体系，鼓励对地方社区和卫生系统进行投资，并与现有的卫生挑战协同增效（Hallegatte，2020；WHO，2015）。

近年来，全球变暖趋势仍在持续。有学者研究表明，从 2000 年到 2013 年，全球范围内极端天气事件的发生率上升了 46%（Watts et al.，2018）。进一步来讲，全球政府间气候变化委员会（Intergovernmental Panel on Climate

---

[1] COVID-19 dashboard 2020［EB/OL］.［2022-07-09］. https：//coronavirus. jhu. edu/map. html.

Change，IPCC）在 2018 年的报告中指出，如果全球气温继续以当前速度持续升高，则在 2030 年至 2052 年全球平均气温将极有可能升高 1.5℃。根据世界卫生组织和《柳叶刀》的研究结果，不断升高的温度和频发的极端天气事件不仅将加速对气候敏感的相关传染病的传播（例如登革热、黄热病等），同时也会进一步增加呼吸道和心血管等非传染性疾病的发病率，对公共健康水平和国家人力资本水平产生不利影响（WHO，2018）。此外，根据最新的估计和预测，如果没有进一步的干预措施，目前生活在沿海地区的 1.45 亿至 5.65 亿人将面临未来海平面上升的巨大威胁（Watts et al.，2021）。气候变化带来的极端天气事件、土地退化、粮食安全和水安全问题以及海平面上升的问题除了会对人类健康造成直接影响外，还会进一步带来流离失所、迁徙、移民等问题，由此引发更为复杂的社会保障、社会平等、社会福利水平和公共卫生等问题（McMichael，2015；Schwerdtle et al.，2017）。

除了全球总体变暖和海平面上升的趋势外，气候变化的另一个重要特征是极端温度事件的发生强度和频率不断增加，主要包括极端气温、极端天气事件（例如野火、洪水、干旱等）、与气候相关的传染性疾病以及一系列粮食安全问题等（Watts et al.，2021）。不断发展的气候变化进程极有可能破坏人类过去 50 年在经济发展、公共卫生和环境健康领域取得的成果，破坏社区的福祉和建立卫生系统的基础（Watts et al.，2019）。据统计，2018 年全球热浪暴露事件总数达到 2.2 亿次，打破了 2015 年以来的纪录（Watts et al.，2019）。与 1986—2005 年基线数据相比，从 2000 年到 2017 年，每人每年的平均暴露天数增加了 1.4 天（Watts et al.，2019）。2019 年《报告》首次强调了温度对健康的显著影响，温度的微小变化也可能对人类健康构成重大威胁（Watts et al.，2019）。许多学者的研究进一步表明，即便是缓慢的气候变化进程也会增加诸如媒介传播疾病和水传播疾病等传染性疾病的发生（Shuman，2010；WHO，2003），影响到新生儿的生育质量，从而进一步影响人类的死亡率和生育率（Andalón et al.，2016；Barreca，2017）。中国气象局发布的气象数据显示①，2017 年，我国主要城市几乎都遭受到不同程度的极端气温暴露带来的威胁，其中极端高温暴露年平均天数达到 129.3 天，要远远高于极端低温暴露年平均天数（约为 51.5 天）；极端气温暴露事件的发生强度在分布上也具有一定的地理特征。

---

① 气象数据来源和极端气温暴露天数的计算方法与后文研究保持一致，可详见本书 3.3 节。

随着全球气候变化和老龄化进程的加快，老年人成为最容易受到负面影响的弱势群体之一。已有诸多经济学和医学领域的研究证明了暴露在高温和热浪中会对健康产生一系列负面影响，高温压力和中暑会导致心血管疾病和呼吸系统疾病的迅速恶化，使其发病率和死亡率大幅上升（Szekely et al.，2015；Xu et al.，2016）。其中，年龄在 65 岁以上、残疾或先前存在基础疾病、在户外或无降温设备环境中工作，以及生活在极端气候地区的群体是最为脆弱的群体之一（Campbell et al.，2018）。2018 年《报告》强调了气候变化对不同人群的影响。具体而言，气候变化的不平等影响可能通过对不同年龄、地区、身体状况和社会经济状况（Social Economics Status，SES）的人群造成异质影响，从而加剧当前的健康和社会不平等现象。《报告》进一步强调了老年群体是受到极端温度影响最脆弱的群体之一。自 2010 年以来，由于不断增加的极端高温事件和日益加速的人口老龄化进程，与 1986—2005 年基线相比，65 岁以上人口的极端高温暴露天数显著增加。较为特别的是，2019 年 65 岁以上人口的极端高温暴露次数达到了 4.75 亿人次，这一数字也比 2016 年创下的最高纪录增加了近 1.6 亿人次（Watts et al.，2021）。图 1.1 报告了近 20 年来全球 65 岁以上人口中与极端高温暴露相关的死亡人数。由图 1.1 可知，从 2000 年到 2018 年，全世界范围内 65 岁以上老年人极端高温的相关死亡人数在 2018 年达到了 29.6 万人（Yen et al.，2000）。由于老年群体在身体和精神上适应新气候条件的应对机制较少（Bourque and Willox，2014；Davies et al.，2009；Green et al.，2013），更大的心理疏离感和社会资源可及性是其脆弱性的主要原因。气

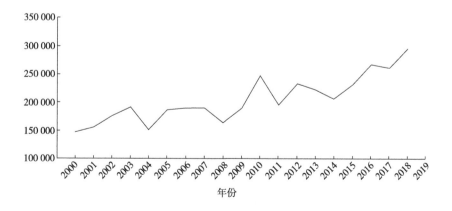

图 1.1　全球 65 岁以上人口与极端高温暴露相关死亡人数（单位：人）

数据来源：2020 年《柳叶刀人群健康与气候变化倒计时报告》。

候变化的不利影响与老年人特征之间的相互作用对健康和环境正义提出了巨大挑战。此外，中国老年人的脆弱性也应该得到更多的关注。截至 2016 年，中国有 1.376 亿老年人口，是目前世界上老年人口最多的国家（Zhong et al.，2016）。而根据最新的监测数据，2018 年，我国 65 岁以上老年人的极端高温的相关死亡人数达到了 62 000 人，位列全球首位（Watts et al.，2021）。因此，更好地识别气候变化背景下老年人的健康危险因素有助于拓宽对气候风险的理解，并更好地设计进一步的干预措施和相应的适应性行为，保证老年群体的健康和福利。

2015 年 12 月，各国在《巴黎协定》中承诺，"把全球平均气温上升控制在较工业化前不超过 2℃之内，并争取控制在 1.5℃之内，并在 2050—2100 年实现全球'碳中和'目标"①。2021 年，"碳中和"和"碳达峰"首次被写入我国政府工作报告和"十四五"规划；2021 年是"十四五"的开局之年，"做好碳达峰、碳中和工作"也在中央经济工作会议上首次被作为 2021 年的八大重点任务之一，体现了我国积极推动落实联合国气候变化框架公约、持续履行《巴黎协定》公约的决心和信心。未来，我国必将通过进一步调整和优化产业结构、大力发展清洁能源、推进碳减排、推广碳排放权市场化交易等举措积极应对气候变化带来的诸多威胁和挑战。这将不仅影响我国绿色经济复苏和高质量发展、引领全球经济技术变革的方向，而且对保护地球生态、推进应对气候变化的国际合作具有重要意义。

基于以上研究背景，本研究将以健康人力资本为主要研究议题，以全球范围内日益严峻的气候变化局势为切入点，分析不可预测、频发、强度大、持续时间长的极端气温现象对我国居民健康状况的影响，具有较强的理论意义和现实意义。在健康人力资本的度量上，本研究拟从身体健康、精神健康和健康风险认知及健康行为三个维度详细识别极端气温对健康状况的多层次影响，进一步强调气候变化带来的健康威胁和挑战，帮助国家和公众更好地理解气候变化的影响机制，提高脆弱人群应对和适应气候变化的能力，更好地实现健康公平和环境正义，从而增加个体的人力资本积累，提高全民的福利水平，进一步促进国家的经济发展，实现"健康中国 2030"的战略目标。此外，本研究强调了极端温度给个体健康状况和健康行为带来的显著负面影响，能够进一步帮助

---

① 联合国《巴黎协定》公约 ［EB/OL］．［2022-07-11］．https：//www.un.org/zh/documents/treaty/files/FCCC-CP-2015-L.9-Rev.1.shtml.

公众认识到个体应对气候变化的必要性和重要意义，积极响应"低碳生活、绿色出行"的生活方式，从根源上控制温室气体排放，减少空气污染，减缓气候变化带来的巨大威胁，为我国气候变化问题治理和产业结构优化调整提供政策参考依据，进一步推动我国"碳中和"和"碳达峰"战略目标的实现。最后，中国作为重要的发展中国家，以及世界第一人口大国，尽管近年来在减少温室气体排放和减缓气候变化进程上采取了强有力的措施，并取得了一定的成效，但我国的碳强度仍然很高。利用中国数据研究气候变化背景下极端气温事件与健康人力资本之间的关系，不仅对中国的气候变化政策与人口健康发展有重要意义，还将引领全球经济技术变革的方向，而且对保护地球生态、顺应全球气候变化治理走向、促进全球居民的健康发展、推进应对气候变化的国际合作都具有重要意义和参考价值。

1.2 研究问题

气候变化一直是国外发达国家所关注的热点话题和重要的交叉学科议题，尤其是以诺贝尔经济学奖得主威廉·诺德豪斯（William Nordhaus）教授为代表的学者们更是对气候变化经济学领域做出了开创性贡献，本研究的分析体系和分析方法也主要基于国外发达国家的现有研究成果。

目前，已有诸多研究证明了气候变化背景下极端气温对个体健康状况的重要影响。尤其是在健康经济学和环境经济学领域，涌现了大量与极端气温相关的经济学文献，学者们利用历史天气和社会经济数据进行了不同维度的经济分析并提供了有力的实证证据，表明温度异常会导致一系列同时发生的、不利的社会、经济和健康影响（Dell et al.，2012；Deschenes，2014；Carleton and Hsiang，2016）。

从研究问题来看，大多数实证经济研究主要集中在离散天气事件的影响上，例如自然灾害（例如飓风、海啸、野火等）和单次极端高温暴露事件，但是关于中老年群体等脆弱群体长时间暴露于极端气温环境中对健康的累积影响的研究是非常有限的。由于气候环境的缓慢变化过程和程度难以量化，关于气候环境缓慢变化对微观人口层面经济影响的研究还非常少。现有的大多数经济学研究都是定性的、局部的，或者仅把最严重的身体和精神健康结果（例如死亡率、自杀）作为结果变量，分析极端温度对健康人力资本的影响。但是气候变化的缓慢影响同样会带来个体健康状况的缓慢恶化以及对慢性病管理的相关影响和挑战，一些非急性身体健康指标、精神健康状态和健康行为指标同样值得关注，目前仍然缺乏基于大样本数据估算极端气温事件对发展中国家人群多维度健康指标和健康行为方面的负面影响的研究，尤其是对脆弱人群的负面影响的研究。此外，气候变化带来的健康风险认知变化和健康行为的研究还是一个较为新兴的研究方向，现有研究中所关注的结果变量往往都局限于教育、工资收入、劳动生产率、劳动供给等经典的劳动经济学问题以及包括人口死亡率、犯罪率、经济增长水平等在内的宏观经济指标，在其他方面的研究还非常少，尤其是关于情绪变化、心理状况、健康风险认知状态和健康行为决策的研究还处于起步阶段。

从研究对象和方法来看，气候变化一直是发达国家学术界和公众关注的热点话题，现有的大部分研究对象、研究方法和研究成果也集中于少部分发达国家。一般认为，作为富裕经济体的发达国家的经济产出受气候条件的影响较小，因为这些国家的人口更有能力适应他们的环境（Kahn，2005）。例如，农民可能会改变他们种植的作物，以便在气候条件下实现利润最大化（Mendelsohn et al.，1994），会通过创新来开发适应恶劣气候的新品种（Olmstead and Rhode，2011），或者选择迁移、远离恶化的气候地区（Hornbeck，2012）；个人可以通过购买空调进行防御性投资（Barreca et al.，2013），将气候的影响降到最低，减少气候条件对个人福利的整体影响（Deryugina，2014；Costinot et al.，2012）。即便如此，已有越来越多的经济学文献强调了富裕经济体同样会受到极端气温等气候变化带来的诸多负面影响（Dell et al.，2012；Carleton and Hsiang，2016）。由此可以看出，对于经济发展和社会福利水平处于相对劣势的发展中国家而言，受到气候变化带来的诸多外生冲击的影响是不容忽视的。而目前对于发展中国家脆弱人群的身体健康、精神健康和健康风险认知及健康行为的关注还较少；大多数研究基于宏观层面的行政管理数据，基于微观入户调查数据进行的个体行为分析和机制研究还较为缺乏。因此，本研究将从上述方面对当前研究成果进行一定的探索和补充。

为了填补上述研究空白，本研究将以健康人力资本为主要研究议题，以全球范围内日益严峻的气候变化局势为切入点，分析不可预测、频发、强度大、持续时间长的极端气温现象对我国居民健康状况的影响。在健康人力资本的度量上，本研究拟从身体健康、精神健康和健康风险认知及健康行为三个维度详细识别极端气温对健康状况的多层次影响：一方面，本研究将中国 45 岁以上中老年人口的面板数据集与长期天气数据相结合，全方位、多维度地探究极端温度对中老年个体身体健康和精神健康的影响；另一方面，本研究将国内大型保险公司健康保险参保大数据与长期天气数据相结合，将健康保险购买行为作为一种重要的健康行为和健康风险认知表征，进一步刻画气温对于健康保险参保行为的影响，从而分析极端气温对于人群健康风险认知和健康行为的影响情况。

基于上述研究背景和研究现状，本研究的主要研究问题如下：

首先，本研究将依据访问年份将连续三轮的中国健康与养老追踪调查数据（CHARLS）与长期历史气象数据相匹配，通过控制多个固定效应的面板数据基准计量模型，评估极端气温的暴露对中老年个体身体健康的影响。在健康人力资本指标选取上，除了传统劳动经济学和健康经济学研究中使用的个体的自评健康指标外，本研究还将进一步结合罹患慢性病情况、各项认知能力（长期记忆力、短期记忆力和数学计算能力）、生活自理程度（日常活动障碍，ADL/IADL）等指数深入分析极端气温对各项身体指标的影响程度。

其次，基于上述匹配的三年非平衡面板数据和实证模型，本研究将以抑郁症状为例，探究极端气温暴露对个体精神健康状况的影响，并根据抑郁情绪的不同症状，进一步探究极端气温暴露对中老年个体精神健康状态的影响形式。此外，本研究还将分析不同性别以及居住地区人群之间影响的异质性，强调气候变化对不同群体之间的不平等影响和老年群体的脆弱性，并进一步阐明空调以及各种类型的取暖设备在缓解极端气温暴露对个体健康负面影响中的作用，讨论个体在气候变化背景下的适应性行为。

再次，本研究将在对上述"健康状况"分析的基础上，基于健康人力资本的丰富内涵，进一步扩展"健康"的定义，讨论极端气温与健康风险认知和健康行为之间的关系。本研究将基于我国大型保险公司重疾险参保和交易大数据，结合保险数据库中记录的精确的时间和地点信息，与长期气象数据相匹配，将健康保险的参保行为作为一种重要的健康风险认知和健康行为的代理变量，以小型团体的重疾险参保行为为例分析极端气温对健康风险认知和健康行为的影响。在拓展模型中，本研究将结合具体的调查时间点数据，分析不同滞后天数下的极端气温暴露程度对健康保险参保行为的不同影响。同时，本研究还将结合详细的保单信息和参保人员数据，进一步探究极端气温对小型团体重疾险中参保、退保、续保和理赔等商业行为的影响大小和影响机制。另外，传统文献认为团体的行为决策往往会更加理性；然而已有越来越多的文献为集体理性和行为决策机制提供了新的经济理论基础和实证讨论，即认为团体行为理性仍然是有争议的话题，团体决策均有可能减弱、扩大或复制个体行为决策中存在的偏见（Baillon et al., 2016；Curşeu et al., 2013）。因此，本研究还将以气温对此类小型团体参保行为的影响效果为视角，对小型团体的健康风险认知和健康行为决策特点进行简要讨论和梳理。

最后，参照环境健康和气候变化经济学领域的常规做法，本研究将基于上述计量实证模型结果，讨论不同人群之间的异质性，分析极端气温的长期冲击是否在不同人群中具有不平衡影响，并通过改变各类气象指标、调整极端气温暴露的定义、加入非线性关系、排除样本选择问题等方式，进行丰富的稳健性检验，从而验证基准回归和扩展回归中结果的稳健性和一致性。

1.3　经济学内涵

1.3.1　基于健康人力资本理论

根据经典的经济增长理论，索洛（Solow，1956）的开创性论文认为，资本积累率的差异可以被解释为人均产出的差异；随后卢卡斯（Lucas，1988）的经典研究指出，人力资本差距在分析经济增长和经济发展问题中具有核心作用。此后，人力资本一直是经济学家关注的热点问题。经典的人力资本理论认为，人力资本是指人身上的知识、技能及健康等的加总。现有研究普遍认为，人力资本可通过各类教育培训、医疗保健手段和劳动力转移等方式进行投资积累（Schultz，1961）。更为重要的是，人力资本被认为是人类社会福祉重要的表现形式，既深刻地影响着经济发展效率和公平，又构成了经济社会发展的重要目标（Romer，1990；Barro，1991；Benhabib and Speigel，1994；Mushkin，1962；Bluag，1976）。其中，教育和健康是人力资本最为重要的组成部分（Mushkin，1962）。

就本研究所重点关注的健康视角而言，格罗斯曼（Grossman，1972）最早提出了健康在经济学意义上的概念和研究健康的经济学理论框架。他认为可以将个体的健康状况视为一种资本存量，并称之为"健康资本存量"。他首次提出在健康需求模型中，每个个体既是健康的"生产者"又是健康的"消费者"，个体初始的健康资本存量主要基于遗传机制从上一代获取；随着年龄增长和人体的自然衰老，这种存量会逐渐发生折旧或贬值，同时个体可以通过对健康进行投资从而维持健康资本存量的水平（Grossman，1972）。基于健康需求模型，个体可以通过投入一定的要素进行"生产"获取新的健康资本，从而增加健康资本存量，而健康资本存量的增加对促进经济增长以及人类社会其他维度的发展都具有非常重要的作用。进一步来讲，如果我们将健康人力资本的跨期选择纳入经济学理论的经典分析框架中，个体需要决定是当期消费还是未来消费，未来消费也可以看作投资，这种投资既可以是实物投资，也可以是人力资本投资，健康也可以看作需要投资的一部分。与其他实物资本不同的是，健康人力资本有其重要的内在价值和工具性价值，健康的工具性价值体现在对人类发展的其他维度特别是促进经济增长、提高劳动生产率、增长收入以及影响人口结构方面等（王曲和刘民权，2005）。

在过去的几十年里，随着健康经济学研究的发展，健康人力资本作为个人和国家发展与经济福祉提高的关键因素，在全球范围内已经逐渐得到认可。目前，已有大量的经济学文献和统计数据研究显示健康指标作为人力资本的重要组成部分，与经济生产力之间具有正向关系。布鲁姆和坎宁（Bloom and Canning，2003）提出了健康指标可以作为人力资本的组成部分进而直接影响劳动生产力的作用机制：第一，健康的人在体力、脑力以及认知能力上都具有较高水平，能够工作更长的时间，这有助于提高个体的劳动生产率。第二，健康的人往往有更长的寿命，会更有积极性在较长的时间周期内为教育投资，从而提升劳动力生产水平。而已有大量的研究表明，教育是提高个人劳动生产力和收入的最关键因素之一。第三，更长的寿命能够激励个人在青年阶段为老年期进行预防性储蓄，较高的货币储备也能够进一步实现收入和经济的持续性增长，更健康的劳动力也吸引了更多的外国投资。第四，更健康的人群意味着更低的死亡率，这种人口结构的变化可以进一步提高工作年龄人群的比例，而后者是人均收入和经济增长的重要因素。

因此，健康经济学的研究认为，改善世界各地的健康状况是一项重要的社会目标，健康人力资本的积累和发展不仅能够显著改善个人的健康状况，也能够提升周围人群和整个社会的健康效益，是提升整体健康水平的重要决定因素，具有显著的直接收益和正向的溢出效应；从长期来看，健康人力资本成为促进经济增长重要的驱动力，通过加速经济增长、改善健康状况可以带来同样大的间接收益（Bloom and Sachs，1998；Gallup and Sachs，2001；WHO，2001；Alleyne and Cohen，2002；Bloom and Canning，2005；Lorentzen et al.，2008）。基于健康人力资本在经济发展中的核心作用，在应对新的历史背景和新挑战的过程中，关于我国健康人力资本的研究具有重要的理论意义和现实意义。

1.3.2 基于气候变化经济学理论

自工业化以来，世界经济经历了前所未有的高速发展；而随着人类对自然资源的开采利用和社会经济活动的增加，气候变化已经成为 21 世纪以来人类面临的最大挑战之一，人类社会的经济福祉与不可预测且不断发展的气候变化进程之间的关系已经成为全球气候变化经济学中的一个特别关键的问题（Deryugina and Hsiang，2014）。也就是说，一方面，自然资源作为重要的生产要素之一，极大地促进了经济长期增长和稳定发展；另一方面，对自然资源大量的开采利用和人类活动的增加，引发了气候环境的变迁和自然环境的污染问题，由此又从各个维度进一步制约了人类的经济发展和福利水平。

而气候环境的变迁作为重要的外界因素之一，也会对健康人力资本积累和发展产生重要影响。温度更会对人类健康和自然环境产生重要影响，由此影响到经济活动和经济发展。已有学者证明了人均收入对温度的敏感性很高，对于气候炎热的国家而言，当某年气温比平均温度高 1℃ 时，人均国内生产总值（GDP）会下降 3%~4%（Park and Heal，2014）。因此，气温和经济发展、社会福利之间的因果关系对气候变化经济学的发展有着重要意义。从气候变化和环境经济学的理论看，首先，暴露在高温和热浪环境中会对个体健康产生一系列负面影响，现有的证据也表明，中暑和高温应激反应会带来心血管和呼吸系统疾病的恶化（Szekely et al.，2015；Xu et al.，2016），并进一步导致其他疾病发病率和死亡率的提高，由此会直接威胁到个体的生命安全，从而影响到个体健康人力资本水平；其次，气候变化带来的极端气温事件通过破坏生态环境和地理地貌，带来耕地破坏和粮食减产等粮食安全问题，这类人们所熟悉的地理环境的破坏和改变也会增加个体的隔离感（Higginbotham et al.，2006），甚至引发移民和迁徙问题，从而间接影响到个体的健康人力资本状况和当地的经济发展情况；最后，气候变化的进程会通过影响社区层面的经济发展和社交活动，使健康人力资本水平下降，并进一步带来更多的社会经济问题。

近年来，已有诸多实证经济研究证明了气候变化背景下极端气温对个体健康状况的重要影响。尤其是在健康经济学和环境经济学领域，涌现了大量与极端气温相关的经济学文献，学者们利用历史天气和社会经济数据进行了不同维度的经济分析并提供了有力的实证证据，表明温度异常会导致一系列同时发生的、不利的社会、经济和健康影响（Dell et al.，2012；Deschenes，2014；Carleton and Hsiang，2016）。在此基础上，越来越多的学者尝试使用经济学的实证研究方法和因果识别策略分析不可预测的气候变化冲击对健康人力资本结果的影响，并对气候变化给健康人力资本带来的"功能性损害"（damage function）进行讨论和分析（Dell et al. 2014）。

因此，基于上述健康人力资本和气候变化经济学的理论内涵，本研究将以发展中国家健康人力资本为主要研究议题，以全球范围内日益严峻的气候变化局势为切入点，分析不可预测、频发、强度大、持续时间长的极端气温现象对我国居民健康状况的影响，具有较强的经济学理论意义和现实意义。

1.4 主要贡献及创新点

基于上述研究背景和研究问题，本研究旨在为现有研究领域做出以下贡献：

首先，考虑到个体和区域对当地气候特征的长期适应性表现，相较于大部分经济学文献使用温度绝对值刻画极端气温，本研究将基于当地范围内的相对温度变化来定义极端气温的暴露程度并描述缓慢进展的气候变化，即将日均温度相较于历史同期温度的偏离程度作为极端气温暴露的度量指标；利用不同时间区间内的暴露天数衡量个体的极端气温暴露程度，以阐明健康状况对当地极端温度的累积响应大小和反应机制。此外，鉴于大部分经济学文献都证明了暴露于高温和热浪给健康带来的巨大影响和挑战，本研究同时关注了极端低温的潜在威胁，进一步强调了大部分文献所忽视的极端低温对个体身体健康和精神健康状况带来的负面影响。

其次，本研究利用了具有全国代表性的中老年群体微观入户调查的三轮追踪数据、国内大型保险公司参保交易大数据和跨度近40年的翔实的历史气象数据库（包括气温、降水、湿度、气压、日照、风速和空气污染等指标）等数据资源，进行指标构建和计量实证分析。基于上述丰富的数据库资源，本研究在极端气温、健康状况等指标选取中进行了多种尝试和交叉验证，全方位、多角度地讨论了极端气温对健康人力资本的威胁，并进一步验证了实证结果的稳健性和一致性；在模型识别过程中很好地利用了面板数据的特性，利用最小二乘虚拟变量（LSDV）方法对固定效应模型进行估计，并对变量进行了均值离差处理，从而解决了由不随时间变化的变量引起的内生性问题；同时将丰富的其他气象学特征作为控制变量，并进一步考虑了多层级的固定效应，全面细致地分析了极端气温事件对不同层次的健康状况的影响。

再次，基于健康人力资本的丰富内涵，本研究进一步扩展了传统文献中"健康"的定义，从健康风险认知和健康行为的角度入手，以健康重疾险的参保行为为例，讨论了气温对于健康风险认知和健康行为的影响，试图全面地识别极端气温暴露对健康人力资本的威胁和影响，极大地丰富了当前的研究成果，为极端温度的研究提供了新的证据。此外，本研究也首次试图证明气候变化背景下的极端气温事件同样会对相对理性的小型团体健康风险认知状态和健康行为决策产生显著影响，并进一步验证了文献中对集体理性和行为决策机制的讨论，为文献中关于小型团体在行为决策上具有个体性和非理性特点，有可能扩大或复制个体行为决策中存在的偏见的结论提供了证据。

最后，本研究进一步阐明了空调和各种类型的取暖设备在帮助人们适应局部极端气温暴露方面的重要作用，尤其是大部分文献所忽视的各种类型取暖设备在缓解极端低温威胁上的积极作用，强调了气候变化进程中提升公众和家庭适应性能力的重要性。此外，本研究还深入分析了脆弱人群中不同性别和居住地群体在极端温度暴露中的差异性。老年群体、女性和农村居民仍然是当前气候变化背景下更为脆弱的人群，尤其是女性对极端低温的负面影响有更敏感的反应，强调了气候变化除了给人类的健康人力资本整体水平带来严峻挑战外，还会进一步带来社会公平和环境正义问题。

1.5 全书章节安排

全书共分为6章，主要的研究思路和研究框架如图1.2所示。

第1章为引言，结合健康人力资本和气候变化经济学理论，介绍了本研究主要的研究背景和研究问题。

第2章为文献综述，将详细梳理现有文献中有关气候变化、极端气温和健

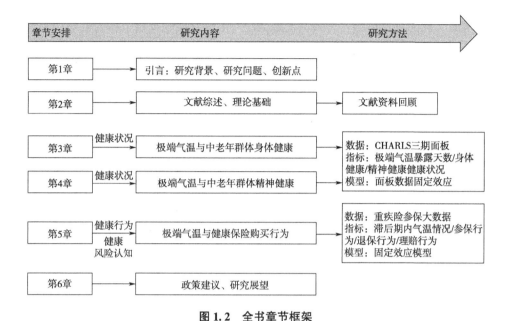

图 1.2 全书章节框架

康人力资本、居民健康指标、健康风险认知和健康行为领域的研究体系、研究方法和研究成果，并主要从本研究所重点关注的气候变化与身体健康、精神健康、健康行为、人群脆弱性和人群适应性之间的关系入手，对现有研究成果进行汇总和评述。此外，本章还将基于现有文献中经济学和医学领域的研究成果，进一步梳理并总结极端气温与健康状况、健康行为之间的作用机制和理论基础。

第 3 章将基于全国中老年群体代表性样本，分析不同程度的极端气温暴露对于中老年群体身体健康的影响，着重讨论极端气温对脆弱人群身体健康的负面影响；除了传统劳动经济学和健康经济学研究中常用的自报健康等指标外，本章将重点结合认知能力（包括长期记忆力、短期记忆力和数学计算能力）、生活自理能力（即日常活动障碍量表，ADL/IADL）、罹患慢性病情况等指标分析极端气温暴露对中老年个体身体健康的影响，并进一步讨论个体适应性行为和群体异质性。

第 4 章将基于第 3 章的数据来源和实证模型构建基础，以个体的抑郁情绪（即 Center for Epidemiologic Studies Depression Scale，CES-D 流调用抑郁自评量表得分）为例，进一步分析极端气温暴露对中老年个体精神健康的影响，并将深入对比分析其对不同抑郁症状表现的不同影响，强调了极端气温对个体精神健康方面的重要影响，为我国更好地应对老龄化问题提供了新的视角。

第 5 章将基于健康人力资本的丰富内涵，进一步扩展"健康"的定义和范围，以小型团体的健康保险参保行为这一重要的健康行为为例，讨论极端气温暴露对健康风险认知和健康行为决策的影响，揭示极端气温与健康风险认知和健康行为之间的联系，分析不同滞后期内气温变化对于健康保险参保、续保、退保等行为的影响；本研究也试图证明气候变化背景下的极端气温事件同样会对相对理性的小型团体健康风险认知状态和健康行为决策产生显著影响，并进一步验证了文献中对集体理性和行为决策机制的讨论，为文献中关于小型团体在行为决策上具有个体性和非理性特点，以及团体行为有可能扩大或复制个体行为决策中存在的偏见的结论提供了证据。

第 6 章为结论、建议及展望，总结全书的研究思路和研究成果，进一步阐释了本研究的政策含义和后续的研究展望。

2 文献综述

2.1 极端气温对身体健康的影响

基于健康人力资本和气候变化经济学的主要理论，已有诸多文献证明了气候变化以多种方式（见图2.1）对人类健康构成巨大挑战（Barreca，2012；Costello et al.，2009），从而带来了多方面的后果。从健康经济学和环境经济学领域提出的影响机制上看，主要可以分为直接和间接两种途径：首先，较为严重的极端天气事件（例如烟雾、焚烧、热浪、飓风等）会直接威胁到个体的生命安全，从而影响到个体身体健康状况；其次，气候变化带来的极端天气事件通过破坏生态环境和地理地貌，引起粮食减产，从而间接影响到个体的身体健康状况。此外，近期的研究开始关注气候变化背景下身体健康状况与其他层面的影响之间的交互作用。具体而言，有学者提出气候变化的进程会通过影响

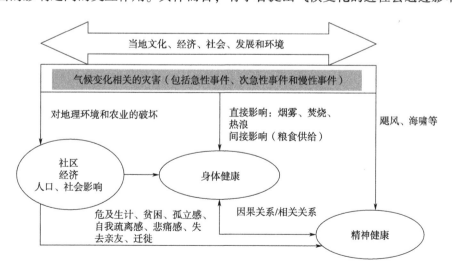

图2.1　气候变化对人类健康的影响途径

社区层面的经济发展和社交活动，引起身体健康的恶化（例如收入与健康的关系）；也有学者提出气候变化的进程同样会带来精神健康的恶化，由此间接影响到个体的身体状况。

有关极端气温对健康人力资本的威胁和挑战的早期研究主要集中于对个体身体健康的影响。医学和公共卫生领域最早开始关注温度与健康之间的密切联系，研究表明，当气温超过个人身体的承受范围（一般认为超过30℃）时，会开始影响躯体的功能和行为（McMichael et al.，2006）。近年来，随着气候变化和老龄化进程的日益加快，健康经济学和环境经济学领域的学者也逐渐开始关注极端气温与健康人力资本的关系。现有的实证研究表明，高温会使细胞脱水、器官受损，并引起中风等心脑血管疾病和循环系统疾病的高发（Kjellstrom et al.，2009）。2003年欧洲严重的热浪暴露事件造成了约5万人死亡，使各个年龄层肺部疾病和心血管疾病的发病率迅速提高，其中对老年群体身体健康的威胁是最为严重的（Fouillet et al.，2006；Robine et al.，2008）。另外，极端寒冷的天气同样会对身体健康造成巨大影响。急性的大规模寒潮事件往往会引发大规模的流行性感冒，从而带来人群的健康风险（McMichael et al.，2008）；但现有文献中有关极端低温暴露的健康威胁的讨论还较为有限。

基于上述理论依据，健康经济学和环境经济学领域的学者进一步开展了丰富的实证研究，但就现有研究成果而言，学者们更多地关注极端高温暴露带来的健康风险。目前，已有丰富的文献探讨了高温暴露与死亡率的关系，不少学者的研究表明，高温和干旱会直接增加自杀的风险，使人口死亡率增加（Burke and Emerick，2016；Carleton，2017；Page et al.，2006；Yu et al.，2019）。此外，许多研究利用世界不同国家的数据探讨了温度升高与医院就诊率的关系。研究发现，高温天气均会使美国（Kaiser et al.，2001）、加拿大（Wang et al.，2014）、澳大利亚（Nitschke et al.，2011；Williams et al.，2012）等国家的医院急诊就诊率提高。除了关注这些更为严重的身体健康指标，许多学者的研究进一步表明，即便是缓慢的气候变化进程也会增加诸如媒介传播疾病和水传播疾病等传染性疾病的发生（Shuman，2010；WHO，2003），影响新生儿的健康质量，从而进一步影响人类的死亡率和生育率（Andalón et al.，2016；Barreca，2017）。

通过回顾当前关于极端气温与个体身体健康的实证研究可以发现：首先，大多数研究集中于极端高温暴露对身体健康带来的负面影响，而鲜有研究将极端低温暴露的影响纳入分析;其次,大部分研究多讨论较为严重的身体健康指标(例如死亡率、自杀等),然而气候变化的缓慢影响同样会带来个体健康状况的缓慢变化以及对慢性病管理的相关影响,一些非急性身体健康指标同样值得关注;再次,大部分研究多使用宏观层面的行政管理数据,无法对微观个体的行为特征进行深入分析;最后,少数利用微观调查数据的研究也多用个体自报的健康水平衡量个体的健康状况,缺乏更为客观的指标。

2.2 极端气温对精神健康的影响

在健康经济学领域,除了传统文献中广为讨论的身体健康状况对个体健康人力资本积累的影响之外,越来越多的学者开始关注精神健康状况对全球老龄化进程下人口健康和人力资本的影响,进一步探讨其给现有医疗卫生体制改革带来的问题和挑战,并对其社会经济决定因素和长期经济稳定发展的影响路径进行分析。相较于国外发达国家,我国在精神健康领域的研究尚处于起步阶段,缺乏气候变化和老龄化背景下关于中国居民的精神健康现状与人力资本积累、环境变迁和医疗卫生体制改革的系统性研究。

在本研究所关注的环境健康经济学领域,除了身体健康外,已有较多的文献证明了气候变化将会直接或间接地影响人们的精神健康状况(Berry et al., 2010)。

近年来,由于人类精神类疾病的高发,越来越多的学者开始关注并意识到频繁且不可预测的极端天气事件和各类污染将会直接或间接地影响个人的精神健康,气候变化与个体精神健康之间的关系在近年来受到越来越多的关注(Fritze et al., 2008)。这些威胁不仅来自飓风和热浪等急性环境压力因素,还来自长期缓慢变化的环境变化,如温度异常波动。从概念上讲,影响机制包含两个途径,即直接途径和间接途径(Berry et al., 2010)。气候变化不仅直接增加了个体受到精神创伤的频率和强度,而且直接增加了破坏地理环境的风险,人们所熟悉的地理环境的破坏和改变将会增加个体的隔离感(Higginbotham et al., 2006)。此外,气候变化还将通过身体健康间接影响精神健康,例如炎热环境下的生理应激反应、意外伤害和疾病增加;同时会进一步影响社区层面的福利水平,例如带来经济损失和社区人口社会结构的变化。

现有研究中讨论的精神健康结果变量主要包括精神疾病、精神障碍、情绪恢复、压力以及认知。相较于极端气温对身体健康的研究，精神健康方面的实证研究起步较晚。在美国进行的一项研究表明，当月气温从 25℃ ~ 30℃ 升高至 30℃ 以上时，精神疾病的患病概率将增加 0.5%。此外，当 5 年的平均气温上升 1℃ 时，精神疾病的患病率将增加 2%（Obradovich et al.，2018）。由于精神健康指标的多元化，不少学者的研究也在数据上进行了创新。有学者利用社交媒体推特（Twitter）的数据证明，当气温高于 70℉（约 21℃）后，个体的精神状态和心情将大幅下滑（Baylis，2015）。还有部分研究则分别利用加拿大（Wang et al.，2014）、澳大利亚（Nitschke et al.，2011；Williams et al.，2012）和美国（Kaiser et al.，2001）等发达国家的数据，探讨了高温期间患有精神类疾病的患者住院和急诊就诊次数的变化。

通过对上述文献的梳理可以发现，极端气温对精神健康的影响已经受到越来越多的关注，但受限于精神健康指标的构建和数据限制，这方面的研究还处于起步阶段。目前的实证研究大多集中在自然灾害等离散极端天气事件对精神健康的影响上，例如，高温和干旱增加了自杀的风险（Burke et al.，2018；Carleton，2017；Page et al.，2006），高温增加了精神病人的就诊次数（Chan et al.，2018；Hansen et al.，2008；Wang et al.，2014）。

精神健康问题不仅对健康人力资本指标产生决定性影响，而且对医疗成本的降低和经济生产率的优化具有深远意义。由于气候变化已经极大地改变了天气模式和生活环境，并被认为是导致精神健康问题的越来越重要的因素，因此探索和理解气候变化对精神健康的影响机制不仅是与健康经济学有关的研究问题，而且与社会人力资本发展和社会福利水平密切相关。

此外，不论把身体健康还是精神健康指标作为结果变量，以往研究中的极端温度测量主要基于温度的绝对值，忽视了长期以来个体在生理上和心理上形成的对当地气候环境特征的适应机制，对于基于特定地区温度的相对变化（即"当地相对极端温度"）如何影响个体精神健康的研究还十分匮乏。同时，在探讨个体的适应性行为中，大部分文献都聚焦于空调的使用，而忽视了各类取暖设备对于极端低温带来的负面影响的缓解作用。最后，当前大部分研究仍然集中于发达国家，鲜有研究针对发展中国家人群的精神健康进行分析，尤其是作为脆弱群体的老年人群。

2.3 极端气温对健康风险认知和健康行为的影响

近些年，气候变化经济学领域出现了一个新兴的研究方向：基于健康人力资本的内涵，学者们逐渐扩展"健康"的定义，"健康水平"不再局限于具体的身体健康和精神健康指标，还包括认知能力的衰老和退化过程，从而进一步影响到相应的健康风险认知和健康行为。不少学者开始探究气候变化进程对个体认知能力、劳动生产率、人力资本积累、收入等经典的劳动经济学变量的影响，并进一步探索其对健康风险认知和健康行为决策的影响，大大丰富了与极端气温相关的经济学研究，气候变化经济学的研究体系也初步形成。

当前，高温带来的劳动时间减少、劳动生产率下降并引发经济损失的问题已经得到了全世界越来越多的关注。根据最新的监测追踪数据，与 2000 年相比，气温上升导致 2019 年全球范围内的潜在劳动时间损失增加了 1 000 亿小时，损失的潜在劳动时间总量达到约 3 020 亿小时（Kjellstrom et al.，2018），其中印度的损失总量居全球首位，柬埔寨的人均损失量是所有国家中最高的；而我国的劳动时间损失总量位列第二，仅次于印度（见表 2.1）。在世界大多数发展中国家，农业工人受到的影响最严重；而在美国等高收入国家，负担往往落在建筑部门的工人身上（Kjellstrom et al.，2018；Watts et al.，2021）。

表 2.1　与高温相关的潜在工作时间损失　　单位：十亿小时

	2000 年损失工作时间	2019 年损失工作时间	2019 年人均工作时间损失
全球	199.0	302.4（100.0%）	52.7
印度	75.0	118.3（39.1%）	111.2
中国	33.4	28.3（9.4%）	24.5
孟加拉国	13.3	18.2（6.0%）	148.0
巴基斯坦	9.5	17.0（5.6%）	116.2
印度尼西亚	10.7	15.0（5.0%）	71.8
越南	7.7	12.5（4.1%）	160.3
泰国	6.3	9.7（3.2%）	164.4
尼日利亚	4.3	9.4（3.1%）	66.7
菲律宾	3.5	5.8（1.9%）	71.4

续表

	2000 年损失工作时间	2019 年损失工作时间	2019 年人均工作时间损失
巴西	2.8	4.0（1.3%）	23.3
柬埔寨	1.7	2.2（0.7%）	202.2
美国	1.2	2.0（0.7%）	7.1
墨西哥	0.9	1.7（0.6%）	17.4
其余国家	28.7	58.3（19.3%）	27.5

数据来源：2020 年《柳叶刀人群健康与气候变化倒计时报告》。

基于生物学和医学的理论基础，大脑的化学特性、电特性和功能性都对温度敏感，由此会对个体行为、决策过程和认知判断产生影响。学者们的实证研究也进一步证明了高温会引发人体的焦虑感、不适感和疲劳等，从而改变工人们的劳动生产率和劳动供给（Zivin et al.，2010），尤其是对于户外工作者而言（例如农业、建筑业和制造业等）；而低温则会带来血管收缩和组织温度降低，进一步导致麻木、手的灵活性和力量下降（Cai et al.，2018），从而改变人体各项能力的表现。

从经济行为和收入分配的角度看，有学者进一步强调了高温对于经济产业生产率的长期影响（Fishman et al.，2019），主要表现在极端温度暴露会同时降低农业生产率（Deschênes and Greenstone，2007；Fishman，2016；Guiteras，2009；Lobell et al.，2011；Schlenker and Lobell，2010；Welch et al.，2010）和制造业生产效率（Dell et al.，2012；Deryugina and Hsiang，2014；Hsiang，2010；Sudarshan and Tewari，2014；Zhang et al.，2018；Zivin and Neidell，2014），其影响并不局限于低收入国家，并具有长期积累效应。也有学者进一步证明了人均收入对温度的敏感性很高，对于气候炎热的国家而言，当某年气温比平均温度高 1℃时，人均 GDP 会下降 3%~4%（Park and Heal，2014）。

从人力资本积累和认知能力水平的角度看，现有研究表明，极端高温暴露能够直接影响个体人力资本的积累过程（Zivin et al.，2018）和个体在工作中的劳动生产率（Cai et al.，2018），进而影响个体的社会福利水平。此外，有学者从学生考试成绩或学习状态的视角入手，分析温度对个体认知能力的影响程度。现有的研究表明，短期暴露于极端高温将会直接影响个体的学习效率（Zivin et al.，2018），降低个体的考试分数（Laurent et al.，2018），从而进一步降低进入名牌大学的概率（Zivin et al.，2018）。有学者进一步分析了极端高温暴露对劳动生产率的影响,该实证研究发现,当日平均温度超过 15℃ 时,气温每升高 1℃,主要受认知功能影响的个体劳动生产力将下降约 1.7%(Deryugina and Hsiang,2014)。

随着研究的深入,气候变化带来的空气污染问题和极端气温事件对个体健康风险认知和健康行为决策的影响成为近年来比较新兴的一个研究方向,已有不少学者展开了研究。现有文献的研究结果表明,温度会极大地影响个体的情绪变化和心理状态,尤其是高温会带来较为负面的情绪,随之而来的疲劳、不适和脆弱会降低个体的认知判断(Abd – Elfattah et al.,2015;Tchen et al.,2003)、增加冒险性行为(Viner et al.,2008)并降低自控力(Kahol et al.,2008)。也有学者进一步证明了高温会加剧人际冲突和犯罪的发生(Hsiang et al.,2013),使人在行为决策上做出更为消极的判断(Heyes and Saberian,2019)。有学者通过分析室外温度与美国移民法官做出的高风险决定(即移民裁决)的影响,发现当案件日温度增加 10℉,有利于申请人的决定就会减少 6.55%(Heyes and Saberian,2019),进一步强调了温度与情绪和风险偏好之间的关系,认为应当对温度带来的"认知输出"(cognitive output)给予更多关注。

值得注意的是,健康保险购买行为的复杂性和特殊性,以及由此带来的一系列公共政策和社会保障领域的议题,一直是健康经济学、行为经济学和公共经济学等领域所关注的热点话题。此外,保险购买行为也能够反映出个体的决策过程和健康风险认知状态:一方面,保险购买行为,尤其是健康保险的购买行为,是一项重要的健康行为,往往反映了人群的健康素养水平和对当前自身健康状况的主要认知情况;另一方面,健康保险的购买行为也是健康风险认知状态的重要体现,尤其是在气候变化带来的全方位、多维度健康风险的情况下,健康保险的购买行为恰恰反映了对该类健康风险的认知变化,并进一步扩展了现有文献中对极端气温与情绪变化、心理状况和风险认知偏好之间的研究,强调了气候变化带来的极端气温事件对健康风险认知和健康行为的重要影响。

目前,保险业已经成为仅次于房地产、金融和政府服务的全球最大规模的行业之一,尤其是在我国医疗卫生支出及其 GDP 占比不断上升的背景下,了解个体如何做出保险购买决策对于制定该领域的有效政策具有重要的理论意义和现实意义。在气候变化经济学领域,也有部分学者开始将一些不可预测的气象事件与保险购买行为相结合,但是大部分研究仍关注农业领域应对自然灾害和极端天气事件中的自然灾害保险（Botzen and Bergh，2008；Crick et al.，2018；Jørgensen et al.，2020；Thistlethwaite and Wood，2018），侧重于研究农业自然灾害保险的购买意愿和产品设计，鲜有针对微观层面消费者健康保险购买行为的研究。与本研究最为相关的文献也是关注空气污染与个人健康保险的购买和退保行为的研究：通过利用中国一家大型保险公司的交易层面的数据，作者们研究了日常空气污染的特异性变化对个人购买或取消健康保险决定的影响，并发现当日空气污染增加一个标准差，当日销售的保险合同数量就会增加 7.2%，而当日空气污染降低一个标准差，退保概率就会增加 4.0%（Chang et al.，2018）。

综上所述，极端气温对个体健康风险认知和健康行为的影响的研究还是一个较为新兴的研究方向，现有的研究成果不多且主要集中于对学生和工人等青壮年群体的研究，所关注的结果变量往往局限于人力资本、工资收入、劳动生产率、劳动供给等经典的劳动经济学问题，在其他方面的研究还非常少。因此，本研究将从"健康保险购买"这一重要的健康行为入手，将健康保险购买行为作为健康风险认知态度的重要表征，进一步识别并分析极端气温对于健康风险认知和健康行为决策的影响。

2.4　气候变化背景下的脆弱人群及其适应性行为

随着人们日益认识到气候变化给个体健康人力资本水平带来的一系列影响，人类采用了不同的适应方法。已有研究表明，生理和行为等适应过程能够通过改变公共卫生状况来减轻气候变化带来的不利影响（McMichael et al.，2006）。空调和各种类型的制热设备已被公认为是减少极端温度的不利影响并帮助人们适应温度变化的工具。已有证据表明，即使是在新冠病毒全球大流行期间，简单的电风扇和轻水喷洒也可以成为有效的家庭措施，以对抗炎热和潮湿地区的极端高温（Hospers et al.，2020）。也有研究利用 1960 年至 2004 年的气温数据发现，住宅空调的使用可以带来高温环境下疾病死亡率的整体下降（Barreca，2012）。但是，一方面，空调和制热设备普及会带来能源消耗和环境污染问题，例如由于全球范围内的极高用电负荷和城市热岛效应，空调和取暖设备使用增加了温室气体和空气污染物的排放等（Watts et al.，2019），反而加剧了气候变化的进程；另一方面，空调等设备的使用无法帮助个体提升对当地区域内极端温度相对变化的适应能力。图 2.2 中的结果表明，从 2016 年到 2018 年，世界空调存量（包括住宅和商业）从 1 740 亿台增加到 1 900 亿台，拥有空调的家庭比例从 31.3% 增加到 33.0%（Watts et al.，2021）。相应地，空调使用带来的极端高温暴露相关的全球预防死亡率（即由此减少的死亡率）从 2016 年的 23.6% 增加到 2018 年的 25%。但是，空调用电引起的全球二氧化碳排放量也从 2016 年的 10.4 亿吨增加到 2018 年的 10.7 亿吨，占全球总排放量的 2%。由此，这一重要的适应性行为备受争议，气候变化背景下亟须发展基于可持续发展的清洁能源的温度调节方法和适应性行为。越来越多的研究开始提出需要通过改变公共卫生状况，包括建立健全极端天气监测预警体系，在社区等层面建立遮蔽地（例如避暑、避寒地带）等，提高个体的生理和行为适应性，由此减少极端气温暴露带来的不利影响（McMichael et al.，2006）。尤其是在当前新冠病毒全球范围大流行与气候风险并存的背景下，更加需要世界各地的卫生系统通力合作，建立快速和积极主动的干预措施，共同应对气候变化和流行病带来的健康威胁（Watts et al.，2021）。

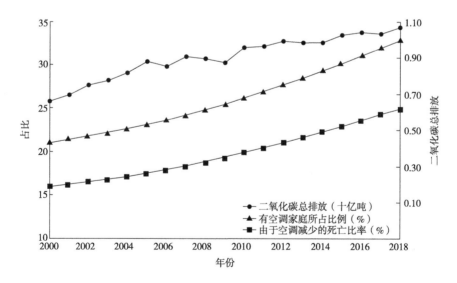

图 2.2 空调的全球普及率及作用

数据来源：2020 年《柳叶刀人群健康与气候变化倒计时报告》。

此外，已有越来越多的研究强调，适应气候变化的能力在不同人群中有所不同，具体取决于个人的现有健康人力资本状况和获得社会资源的机会。老年人、婴儿和残障人士被认为是受到极端温度和空气污染影响最大的群体之一，因为他们在身体和精神上适应新气候条件的机制较少。著名医学杂志《柳叶刀》在 2018 年的报告中进一步强调了气候变化影响的人群异质性问题。具体而言，气候变化的不平等影响可能通过年龄、地区、身体状况和社会经济状况（SES）等因素对不同人群造成异质影响，从而加剧当前的健康和社会不平等现象。老年人、婴儿和残障人士对资源的获取受到限制，进一步限制了他们的适应能力（Bourque and Willox，2014；Davies et al.，2009；Green et al.，2013）。有研究表明，随着年龄的增长，更大的心理易感性和缺乏更多的社会资源是其脆弱性的主要原因，老年人更有可能遭受气候变化的负面影响（Haq，2017），并且在极端天气事件中的死亡风险明显更高（Diaz et al.，2002）。也就是说，气候变化不仅带来了各种身体和精神疾病的频发，还会进一步影响脆弱群体对外在环境变化的适应性行为。因此，气候变化的不利影响对健康和环境正义提出了巨大挑战。中国于 1999 年进入老龄化社会（Zhong et al.，2016），但是，气候变化背景下我国老年群体的脆弱性尚未得到公众的关注和重视，有学者的研究表明老年人的自杀风险显著高于其他年龄组（Shah，2007），是中国平均自杀风险的四到五倍（Law and Liu，2008）。《中国国民心理健康发展报告（2019—2020）》的数据显示，随着年龄的增大，心理健康程度呈现逐年下降的趋势，45 岁及以上群体的精神健康恶化程度显著高于其他各年龄段；无业、失业和退休人员的抑郁水平最高，其次是学生群体（傅小兰和张侃，2021）。虽然老年人口仅占中国人口的 8.9%，但 39.2%的自杀死亡发生在这些人群中（Zhong et al.，2016）。而根据最新的监测数据，2018 年，我国 65 岁以上老年人的极端高温的相关死亡人数更是达到了 62 000 人，位列全球首位（Watts et al.，2021）。因此，研究极端温度暴露对老年人群体的影响并提出相应的对策迫在眉睫。

2.5 理论基础及影响机制

通过梳理当前研究成果可以发现，已有诸多研究证明了气候变化背景下极端气温对个体健康状况和健康行为的重要影响。大部分文献都从医学和生物学的角度验证并强调了温度与人体细胞、器官、循环过程等生命系统运转的重要关系，并进一步分析了大脑在不同温度下的反应特点，由此引发情绪状况、心理认知和行为决策上的变化。图 2.3 总结了现有文献中讨论并证明极端气温与健康状况和健康行为的理论基础和影响路径。

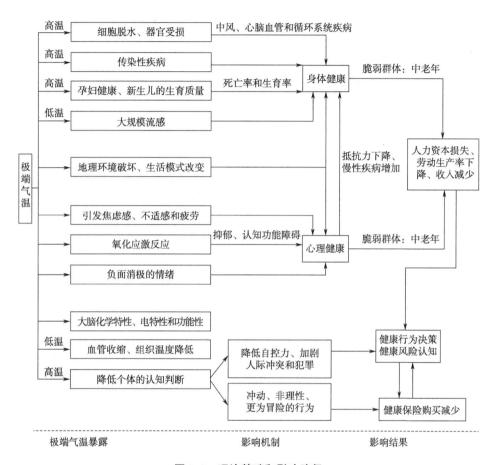

图 2.3 理论基础和影响路径

3 极端气温对中老年群体身体健康的影响

3.1 引言

　　本章将把中老年群体自评健康水平、日常活动障碍情况（IDL/IADL）、罹患慢性病情况以及认知能力的衰退情况作为个体身体健康的代理变量，全方位、多维度地刻画我国中老年群体在气候变化背景下的身体健康状况，并试图识别长期极端温度暴露与中老年个体身体健康之间的累积关系。首先，本章将基于全国范围内的大规模微观入户调查数据建立三期非平衡面板数据的固定效应模型，通过实证计量模型估计特定地区缓慢变化的气候情况对个体身体健康状况的长期、局部、累积影响，特别是对弱势老年群体的影响；其次，本章将进一步探讨极端温度对个体健康状况的季节特征以及不同人群之间影响的异质性，主要包括年龄、性别、居住地区和城乡分布等；最后，本章将分析空调和各种类型的加热取暖设备在应对极端温度过程中给个体适应性带来的影响。

3.2 数据来源

3.2.1 个体层面数据

　　本章的个体层面数据来自"中国健康与养老追踪调查"（CHARLS）的 2011 年、2013 年、2015 年三年面板数据，该数据由北京大学中国社会科学调查中心组织收集，目的是研究中国人口健康情况及老龄化问题。中国健康与养老追踪调查（CHARLS）与其他发达国家设计并收集的全国性健康与养老追踪调查数据（比如美国的 HRS、欧洲的 SHARE、英国的 EISA、韩国的 KIOSA、日本的 ASTAR 等）类似，旨在收集 45 岁及以上人群及其配偶的个人基本信息、家庭情况、健康状况、体格测量、医疗服务利用和医疗保险、工作、退休和养老金、收入、消费、资产以及社区基本情况等信息（Lei et al.，2014）。在样本选取上，利用按概率比例规模抽样方法在全国共抽取了 150 个县，然后在每个县随机抽取 3 个村或社区，接下来在每个村或社区随机抽取年龄满 45 周岁的人作为主要受访者，一经选定，不论其配偶年龄多大，该受访者及其配偶都将成为调查的受访者①。

3.2.2　气象层面数据

本章的气象数据来源于美国国家海洋与大气中心（National Oceanic and Atmosphere Administration，NOAA）的气象在线数据库（Climate Data Online，CDO）的公开数据。CDO 免费向公众提供包括中国在内的全球历史天气和气候数据档案。这些数据包括每日、每月、季节和年度气温、降水、风力以及雷达数据②。其中，中国的原始数据来源于中国气象局采集并发布的全国基准气象站的实时和历史气象资料③。

随后，本章根据每个气象站的地理经纬度信息，将气象站按具体的地级市进行划分（如遇一个地级市存在多个气象站，则对气象数据进行均值化处理）。如果受访者所在的城市在气象数据库覆盖的城市内，则使用所在城市的气象数据；如果该城市不在气象数据库的覆盖范围内，参照文献中的做法，气象数据来源于距离城市中心 100 公里以内的观测站数据的加权平均值，其中权重是监测站到城市中心距离的倒数（Zhang et al.，2018；Zhang et al.，2017）。基于匹配好的气象数据，并根据 CHARLS 数据库中提供的样本所在城市信息，将上述气象数据与微观家户数据进行匹配，从而可以计算得到每个个体特定时间内极端气温事件的暴露天数。同时，本章对构造的数据库中的变量进行了基本清理，更正了部分错误值和显著离群值，并剔除了在数据库合并过程中无法匹配城市信息的样本，得到本章所用的数据库。

---

① 有关数据库的详细信息，请参考官方网站 http://charls.nsd.edu.cn/zh-CN。

② 有关数据库的详细信息，请参考官方网站 https://www.ncdc.noaa.gov/cdo-web/。

③ 该原始数据现已可从国家气象科学数据中心直接获得，请参考官方网站 http://data.cma.cn/。

3.3　指标构建

3.3.1　极端气温暴露

在基准模型中，本章将"极端气温暴露程度"量化为在接受调查过去一年内（即 2010 年、2012 年、2014 年）受访者暴露于极端天气的天数（0~365 天）。本章参考现有经济学文献中的类似做法（Heim，2002），将该日的日均气温高于或者低于历史同期月均值气温 1.96 个标准差（即表明该天的气温与历史同期月均值气温存在显著性差异）定义为该天存在极端气温暴露，并计算出一年中该气象站的累积暴露天数，从而得到暴露程度。安达隆等（Andalón et al.，2016）在研究极端气温冲击对婴儿出生体重的影响时，将极端气温定义为"偏离历史同期值 0.7 个标准差"。相较于 0.7 个标准差的定义方式，本章对"极端气温"采用了更严格的标准定义。主要原因在于，安达隆等（Andalón et al.，2016）的研究模型采用的标准是使用月值温度的变化相对于历史同期的偏离作为核心自变量，而本章使用日值温度的变化，其应该具有更大的变化才能被定义为"极端"，且 1.96 个标准差更加具有统计上的显著意义。为了验证本章结果的稳健性，本章将"偏离 1.96 个标准差"的定义方式作为主要回归结果，并同时在稳健性检验中讨论了改变定义方式为"偏离 0.7 个标准差"时的回归结果。此外，本章选择了每个气象站 1980 年到 2008 年气象指标的平均值作为气温历史值的参考，用于计算每天的极端气温暴露情况。具体来说，本章根据 1980 年至 2010 年的历史气象数据计算了每个城市的平均月气温及其标准化偏差（SD），作为当地的历史参考气温。随后，将每日的日均值气温与当地的历史同期月均气温进行比较，若当日的日均气温偏离历史同期月均气温超过 1.96 个标准差，该日将被定义为"相对极端温度暴露日"；若偏差为正，则被定义为极端高温暴露日，反之则被定义为极端低温暴露日。最后，本章将访谈前一年的年均累积暴露天数计算定义为每个个体年度暴露水平；在本章的其余部分，将其称为个体的平均"局部极端高温暴露（天数）"或"局部极端低温暴露（天数）"。基于以上定义，图 3.1 计算了 2009—2017 年我国 322 个主要城市的年均极端高温暴露天数和极端低温暴露天数。可以看出，2009—2017 年，全国 322 个主要城市的年均极端温度暴露天数基本趋于稳定，在 160 天左右；其中极端高温的暴露天数基本保持在 110 天左右，并经历了先减少后增加的变化趋势，在 2012 年达到了最低值 93.3 天，随后在 2016 年又回升到最高值 135.2 天；相较而言，极端低温的暴露天数显著少于极端高温的暴露天数，并从 2011 年起呈现出逐年减少的趋势。

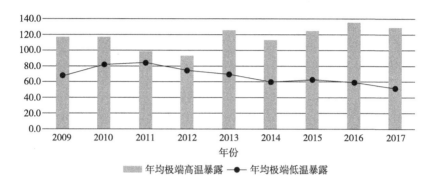

图 3.1　年均极端气温暴露天数（单位：天）

数据来源：美国国家海洋与大气中心（NOAA）气象在线数据库（CDO）2009—2017 年气象数据。

　　另外值得注意的是，随着气候变化进程的加快和极端天气事件的频发，已有越来越多的技术和设备可以帮助人们更好地适应极端温度。基于此，本章还将讨论在个体拥有空调等其他制冷和制热设备的情况下，极端气温暴露对个体身体健康状况的影响强度的差异。因此在拓展模型中，本章通过计算夏季（6 月至 8 月）和冬季（12 月至次年 2 月）的当地极端高温暴露天数和当地极端低温暴露天数，进一步展现极端温度暴露的季节特征。图 3.2 进一步汇报了夏季和冬季极端高温和极端低温的暴露天数，其中柱状图反映了夏季极端气温暴露天数的情况，折线图汇报了冬季极端气温暴露天数的情况。可以发现，夏季的高温暴露事件占据总体极端气温事件的多数，并在 2013 年到达了峰值 38.1 天；夏季的低温暴露天数一直处于 17 天左右的较低水平，变化趋势不大；而 2009—2017 年冬季的低温暴露天数和冬季的高温暴露天数均处于较大的波动中，并分别于 2011 年和 2015 年达到了最高值，分别为 27.1 天和 31.1 天。

　　基于这一划分，本章进一步研究了极端温度暴露对是否拥有空调或加热取暖设备的人群各个维度身体健康状况的异质性影响。为了进一步考虑其他气象因素对个体身体健康的影响，参考文献中的做法，本章还将丰富的气象学变量

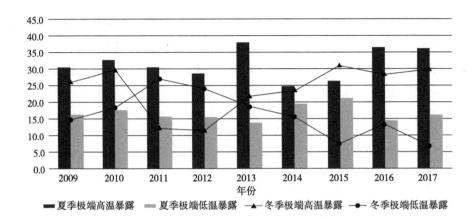

图 3.2　夏季和冬季极端气温暴露天数（单位：天）

数据来源：美国国家海洋与大气中心（NOAA）气象在线数据库（CDO）2009—2017 年气象数据。

（包括风速、日照时间、相对湿度、气压和 PM2.5〔细颗粒物〕）作为控制变量。

进一步地，为了验证模型的稳健性和一致性，本章还将对基准模型和扩展模型中的指标构建、模型设定和识别方法进行丰富的稳健性检验。主要将侧重于对"极端气温暴露"的度量标准进行多重维度的验证和设计，这部分内容也将在稳健性检验中进行详细讨论和比较。

3.3.2　身体健康指标

本章将从多维度衡量个体的身体健康状况。除了传统文献中常用的自评健康水平（离散取值为 1～5，取值越大，表明自评健康水平越高）外，考虑到主要研究对象为中老年人且自评健康水平具有一定的主观性，本章还将使用劳动经济学和健康经济学中常用的"日常活动有障碍"（IDL/IADL）和"罹患慢性病"两个变量衡量个体真实的身体健康水平和疾病状况。在 CHARLS 问卷中，访问员分别依次向受访者询问了是否能够独立完成 6 项日常活动行为（ADL）和 5 项功能性日常活动行为（IADL），本章将分别计算个体无法独立完成的日常活动行为（ADL）和功能性日常活动行为（IADL）数量并加总，得到个体无法独立完成的总日常活动数量（取值为 0～11，取值越大表示日常行为活动障碍数量越多）。类似地，访问员同样就 14 项常见慢性病的患病情况进行询问，并计算个体所罹患慢性病的数量（取值为 0～14，取值越大表示所罹患慢性病数量越多）。附录中的附表 1 和附表 2 分别列出了 CHARLS 问卷中所涉及并依次询问的日常活动类型和慢性病类型。

此外，考虑到样本以中老年群体为主，本章以个体认知能力的变化为个体衰老程度的代理变量①，从另一个维度探讨个体的身体健康情况。CHARLS 问卷中对个体进行了字词记忆力和数学计算能力的测试，本章以此衡量个体的认知能力。具体而言，本章参考孟亦佳（2014）、李雅娴和张川川（2018）的做法，选用字词记忆（包括长期记忆和短期记忆）和数学计算两个层次衡量中老年个体的认知能力，并用于刻画个体身体健康的衰老情况。在字词测试部分，访问员会依次朗读 10 个词语，并请受访者立即回忆这些词汇，回忆正确的词语的数量作为个体短期记忆的得分。间隔一段时间后，访问员会请受访者再次回忆之前重复的词汇，回忆正确的词语的数量作为个体长期记忆的得分。因此短期记忆和长期记忆的得分均在 0~10 分。在数学测试部分，受访者被要求回答 5 道数学计算题（即连续回答 100 分别五次减去 7 的答案），回答正确的题目数量即作为个体数学测试得分。因此数学能力得分在 0~5 分。

3.4　描述统计分析

表 3.1 报告了本章所用数据库的主要描述性统计结果。面板 A 报告了不同维度身体健康指标作为结果变量的描述统计结果，分别是自评健康状况、日常活动障碍情况（ADL/IADL）、罹患慢性病情况以及三项认知能力变量，即短期记忆、长期记忆和数学测试得分。从描述性统计的结果上看，样本的平均自评健康状况等级为 3，处于"一般"的身体健康状态；样本内的中老年群体平均有 0.83 项日常活动无法独立进行，平均每人患有 1.19 种慢性病；短期记忆、长期记忆和数学测试的平均得分分别为 3.58 分、2.85 分和 2.63 分。

表 3.1　描述性统计

变量及定义	观测值	均值	标准差	最小值	最大值
面板 A：　身体健康变量					
自评健康状况	41 283	3.14	0.99	1.00	5.00
ADL/IADL	41 283	0.83	1.87	0.00	11.00

---

① 也有文献将认知能力作为精神健康的测度指标之一，但考虑到样本主要为中老年群体，且问卷中涉及的认知能力主要为数学计算能力和记忆力，因此在本章中将其看作中老年个体衰老的度量指标，并作为身体健康的一部分。

续表

变量及定义	观测值	均值	标准差	最小值	最大值
罹患慢性病	41 283	1.19	1.33	0.00	10.00
认知能力					
短期记忆	41 283	3.58	2.11	0.00	10.00
长期记忆	41 283	2.85	2.02	0.00	10.00
数学测试	41 283	2.63	2.05	0.00	5.00
面板 B：气候变量					
Z 值	41 283	0.26	1.05	−4.60	7.08
高温暴露天数（标准差：+/−1.96 SD）	41 283	100.77	41.91	4.00	357.00
低温暴露天数（标准差：+/−1.96 SD）	41 283	77.53	39.48	0.00	296.00
夏天高温暴露天数（标准差：+/−1.96 SD）	41 283	27.72	14.53	0.00	92.00
冬天低温暴露天数（标准差：+/−1.96 SD）	41 283	20.23	11.01	0.00	73.00
面板 C：控制变量					
降水量	41 283	2.74	1.52	0.22	6.96
风速	41 283	2.12	0.74	0.84	4.96
日照时长	41 283	5.19	1.44	2.13	8.60
相对湿度	41 283	68.59	8.86	42.94	85.01
气压	41 283	970.37	62.72	741.89	1 016.78
PM2.5	41 283	37.43	16.81	2.41	74.81
年龄	41 283	59.93	10.02	20.00	101.00
年龄的平方	41 283	3 691.95	1 250.67	400.00	10 201.00
受教育程度	41 283	2.76	1.37	1.00	5.00
已婚	41 263	0.87	0.33	0.00	1.00
参加养老保险	41 283	0.45	0.50	0.00	1.00
参加医疗保险	41 283	0.76	0.43	0.00	1.00

续表

变量及定义	观测值	均值	标准差	最小值	最大值
家庭子女个数	41 283	2.73	1.45	0.00	11.00
家庭儿子个数	41 283	1.54	1.02	0.00	8.00
家庭人均年支出对数（不包括医疗支出）	41 283	4.23	4.42	0.00	12.93

数据来源：CHARLS 2011 年、2013 年、2015 年全国调查数据。

　　面板 B 则详细报告了极端气温暴露的度量变量，总体而言，当完成气象数据库和 CHARLS 数据库匹配后，在本章所选取的样本中，全国每年大约有 101 天的极端高温暴露和 78 天的极端低温暴露。这与 2009—2017 年包含全国 322 个主要城市的气象数据库中的描述统计情况基本一致，具有一定的代表性。面板 B 中的 Z 值是指当天日均温度偏离历史同期参考温度的程度①，Z 值的均值则是基于过去一年中每日 Z 值计算的平均值；该 Z 值的均值非常接近 0，表明温度的变化从高温和低温两个方向的平衡。

　　面板 C 则汇报了模型中的控制变量的基本描述统计情况，包括常见的气象学变量（包括降水量、风速、日照时长、相对湿度、气压和 PM2.5 等）和人口学变量（包括年龄及其平方项、受教育程度、婚姻状况、参加养老保险、参加医疗保险、家庭子女个数、家庭儿子个数和家庭人均年支出等）。

3.5　计量实证模型

　　为了识别极端温度暴露对中老年群体身体健康的影响关系，本章建立了面板数据固定效应模型并进行计量实证分析，此类模型已广泛应用于气候经济学文献（Goodman et al., 2018；Obradovich et al., 2018）。固定效应模型很好地利用了面板数据的优势，在识别过程中利用最小二乘虚拟变量（LSDV）方法进行估计，对变量进行了均值离差处理，从而解决了由不随时间变化的变量引起的内生性问题，同时控制了个体和时间层面的固定效应。本章基于中国健康与养老追踪调查（CHARLS）2011 年、2013 年、2015 年的三期非平衡面板数据，建立了如式（3.1）所示的固定效应模型，同时控制了个体、时间、城市

①　Z 值计算方式如下：$ztemp = (temp - \mathrm{mean}(temp\_hist)) / \mathrm{sd}(temp\_hist)$，其中 $temp\_hist$ 表示 1980—2010 年历史同期月温度。

层面的固定效应。

$$Physical\ Health_{it} = \alpha_0 + \beta_1 Exposure_{it} + \beta_2 W_{it} + \beta_3 X_{it} + \gamma_i + \eta_c + \mu_t + \varepsilon_{it} \qquad (3.1)$$

其中，下标 i 表示个体代码，t 表示年份代码，c 表示城市代码；$Physical\ Health_{it}$ 表示个体身体健康结果变量，即个体自评健康[①]、日常活动有障碍情况（ADL/IADL）、罹患慢性病[②]和认知衰老情况；$Exposure_{it}$ 表示个体在过去一年中暴露在极端温度下的天数；W_{it} 表示可能影响个体身体健康的其他环境变量，例如降水量、风速、气压、湿度、日照时长、空气污染等；X_{it} 表示其他人口学控制变量；γ_i 是不会随时间变化的个体固定效应，在面板数据固定效应模型的估计中将被消除；η_c 是城市水平的固定效应；μ_t 为年度固定效应；ε_{it} 为随机扰动项。

本章所关注的核心系数为 β_1，它表示在其他影响因素保持不变的前提下，当个体在一年中暴露于极端温度下的天数增加一天时中老年个体不同维度身体健康结果变量的平均变化。该经验策略的关键识别假设是，在个体身体健康的多个结果变量的连续变化条件下，温度的变化与给定个体其他的未观察到的身体健康决定因素无关。而"局部相对极端气温"的出现在本章设计中被认为是外生性较强的变量，理由有两个：一方面，在气候变化背景下，极端气温和强降水等天气事件的出现在很大程度上是不可提前预测的，特别是在气候变化过程中（Andalón et al.，2016；IPCC，2014）；另一方面，基于本章定义的"局部相对极端气温"，温度基于当地历史同期值的局部变化程度比绝对温度值具有更强的外生性，因为它通过减去历史同期温度来刻画局部温度的偏离，从而控制了个体对居住地环境的预期值，并考虑了个体在长期生活居住的情况下对当地气温的适应程度。

3.5.1 基准回归模型

表 3.2 报告了基本模型的回归结果，如上文所述，该基本模型使用日均值温度对历史同期均值温度的偏离程度作为极端气温的定义。其中，（1）列为个体的自评健康状况[③]，（2）列为日常活动障碍程度（ADL/IADL），（3）列

[①] 个体自评健康变量为分类变量（离散取值为 1~5），但考虑到固定效应模型的均值离差处理和估计难度，离散分类变量很难在均值离差计算后仍保持较高的变异程度。为了避免完全共线性带来的识别问题，本章将其处理为连续变量，并利用面板数据 LSDV 模型进行估计。

[②] 日常活动障碍（ADL/IADL）和罹患慢性病数量也均被处理为连续变量，原因同上。

[③] 相较而言，自评健康属于主观性较强的指标，其结果可作为参考；ADL/IADL、慢性病患病情况和三项认知能力测试得分更能够反映真实的身体健康状况，下同。

为个体罹患慢性病的情况，（4）至（6）列分别为短期记忆、长期记忆和数学测试三类认知能力的结果变量。回归结果显示，不论是极端高温暴露还是极端低温暴露，都会给个体的身体健康状况带来不同程度的危害。

表 3.2　基准回归结果

变量	（1） 自评健康	（2） ADL/IADL	（3） 慢性病	（4） 短期记忆	（5） 长期记忆	（6） 数学测试
极端高温暴露天数	-0.001 6 ***	0.001 3 **	0.001 8 ***	-0.000 4	-0.001 5 **	-0.001 6 **
	（0.000）	（0.001）	（0.000）	（0.001）	（0.001）	（0.001）
极端低温暴露天数	-0.000 8 ***	0.001 6 **	0.000 7 **	-0.003 4 ***	-0.003 4 ***	0.000 8
	（0.000）	（0.001）	（0.000）	（0.001）	（0.001）	（0.001）
降水量	-0.000 0	-0.006 0 *	0.000 6	-0.001 4	-0.000 6	0.002 0
	（0.000）	（0.003）	（0.001）	（0.004）	（0.004）	（0.003）
风速	0.034 9 ***	0.160 4 ***	0.048 3 ***	0.205 8 ***	0.121 0 **	-0.151 2 ***
	（0.009）	（0.038）	（0.015）	（0.049）	（0.047）	（0.045）
日照时长	0.028 5 ***	-0.051 0 **	0.011 4	0.017 3	0.007 8	0.047 8 *
	（0.006）	（0.020）	（0.009）	（0.025）	（0.025）	（0.025）
相对湿度	-0.001 2	0.005 3	0.002 5 *	0.013 8 ***	0.009 1 **	-0.001 1
	（0.001）	（0.004）	（0.001）	（0.004）	（0.004）	（0.004）
气压	0.001 1 ***	0.014 5 **	0.012 0 ***	0.005 8	-0.005 6	0.000 4
	（0.000）	（0.006）	（0.003）	（0.008）	（0.008）	（0.008）
PM2.5	-0.002 2 ***	0.007 9 ***	0.005 5 ***	0.000 6	-0.003 0	-0.007 4 **
	（0.000）	（0.003）	（0.001）	（0.003）	（0.003）	（0.003）
年龄	-0.037 6 ***	0.100 1 ***	0.005 6	0.164 6 ***	0.150 5 ***	0.095 5 ***
	（0.005）	（0.019）	（0.006）	（0.032）	（0.024）	（0.020）
年龄的平方	0.000 2 ***	-0.001 1 ***	-0.000 1	-0.001 4 ***	-0.001 3 ***	-0.000 9 ***
	（0.000）	（0.000）	（0.000）	（0.000）	（0.000）	（0.000）
务农	0.074 0 ***	0.169 2 ***	0.008 5	0.199 1 ***	0.143 4 ***	0.154 7 ***
	（0.010）	（0.028）	（0.010）	（0.031）	（0.030）	（0.030）

续表

变量	（1）自评健康	（2）ADL/IADL	（3）慢性病	（4）短期记忆	（5）长期记忆	（6）数学测试
受教育程度（参照组：从未上过学）						
未上完小学	0.011 2	0.019 7	0.007 5	0.197 9*	0.116 6	0.077 4
	(0.017)	(0.112)	(0.046)	(0.108)	(0.100)	(0.106)
小学毕业	0.089 2***	−0.043 6	−0.072 7	0.341 8**	0.328 7***	0.236 4*
	(0.016)	(0.131)	(0.053)	(0.138)	(0.126)	(0.130)
初中毕业	0.172 3***	−0.077 7	−0.085 6	0.377 9**	0.202 6	−0.034 1
	(0.017)	(0.135)	(0.060)	(0.171)	(0.163)	(0.167)
高中毕业及以上	0.321 6***	−0.157 0	0.002 1	0.195 4	0.000 6	0.087 1
	(0.020)	(0.171)	(0.095)	(0.255)	(0.255)	(0.251)
参加养老保险	0.118 9***	−0.079 7***	−0.032 0***	0.067 5***	0.037 4	−0.004 4
	(0.010)	(0.020)	(0.008)	(0.025)	(0.024)	(0.024)
参加医疗保险	0.284 3***	−0.024 6	−0.033 9***	0.003 6	0.103 4***	−0.065 2**
	(0.011)	(0.025)	(0.010)	(0.029)	(0.028)	(0.028)
家庭子女个数	−0.027 1***	0.033 3	−0.003 6	0.008 2	0.021 8	−0.012 3
	(0.005)	(0.022)	(0.009)	(0.023)	(0.021)	(0.021)
家庭儿子个数	0.007 5	0.006 5	−0.001 9	−0.065 0**	−0.059 4**	−0.030 5
	(0.006)	(0.021)	(0.008)	(0.029)	(0.027)	(0.026)
家庭人均年支出	0.008 6***	−0.002 7	0.015 2***	−0.004 6	−0.002 6	0.011 0***
	(0.001)	(0.003)	(0.001)	(0.003)	(0.003)	(0.003)
常数项	2.874 8***	−11.201 1*	−11.328 2***	−8.118 7	3.556 6	0.054 6
	(0.221)	(6.382)	(2.798)	(7.806)	(7.683)	(7.777)
观测值	48 265	49 880	49 880	49 880	49 880	49 880

注：（1）数据来源：CHARLS2011 年、2013 年、2015 年调查数据。（2）所有标准误均为稳健性标准误差。（3）所有模型都包括所有控制变量以及个人、年份和城市固定效应。（4）所有模型都是固定效应模型。（5）所有模型均包含全套控制变量，即降水量、风速、日照时长、相对湿度、气压、PM2.5、年龄及其平方项、职业类型、受教育程度、领取养老金、获得医疗保险、子女人数、儿子人数和 PCE（个人消费支出对数，不包括医疗支出）。（6）***、**和*分别表示显著性水平为1%、5%和10%。

具体而言，中老年个体在极端高温天气中多暴露一天，其自评健康等级会下降 0.001 6，日常行为有障碍的活动增加 0.001 3 个，罹患慢性病的数量上升 0.001 8 个，即每年平均 100.77 天的极端高温暴露会使样本中的中老年个体的自评健康情况下降 3.22%①，日常活动障碍情况和慢性病患病情况分别上升 1.19% 和 1.30%，带来个体健康状况不同程度的恶化；极端低温的暴露同样会对身体健康状况带来类似的损害，相较于极端高温暴露的平均影响大小，极端低温暴露对个体日常活动障碍的影响程度与其非常类似；但是对于自评健康状况和慢性病患病数量，极端高温暴露的影响大小约为极端低温暴露的 2 倍。也就是说，从影响方向和显著性上，极端高温暴露和极端低温暴露都会对中老年群体的自评健康状况、日常活动障碍情况和慢性病患病情况产生显著的负面影响；从影响大小上看，极端高温的影响要高于极端低温的影响②。类似地，从认知能力的角度看，不论是高温还是低温，极端气温的暴露都会对个体的认知能力产生较为明显的负面影响。具体而言，当个体在极端高温环境中多暴露一天时，其长期记忆和数学测试的得分会分别下降约 0.001 5 分和 0.001 6 分，即会使样本的长期记忆和数学测试得分年均下降 0.15 分和 0.16 分，使其得分水平下降约 1.51% 和 3.22%（与此类似，按照样本中年均 100.77 天极端高温暴露计算），以上结果均在统计上显著。与此类似，低温环境暴露会显著地降低个体短期记忆和长期记忆的得分，且影响大小分别约为极端高温暴露的 8 倍和 2 倍。值得注意的是，极端高温暴露能够同时危害中老年个体的记忆力和数学测试能力，而极端低温暴露更多地对中老年群体的记忆力（包括长期记忆和短期记忆）产生显著的负面影响，且影响大小高于极端高温暴露的影响，对个体数学测试能力没有显著性影响③。

上述结果表明，不论是高温暴露还是低温暴露，长期的局部极端气温暴露对中老年群体不同维度的身体健康状况均有较为显著的负面影响。回归结果显示，极端高温暴露和低温暴露都对个体自评健康状况、日常活动障碍情况和罹患慢性病情况有显著危害；低温暴露对个体记忆力的负面影响要大大高于高温暴露的影响，而高温暴露同时会带来个体数学测试能力的显著下降。

---

① 参考公共卫生领域常用的计算方法，影响数值为 0.001 6 单位×年均高温暴露天数 100.77/自评健康总等级 5＝3.22%，以下计算方法同理。

② 由于三个结果变量均为离散取值变量，线性估计系数不能够完全反映真实的边际影响大小，但是影响方向和显著性是可信的。

③ 表 3.2 中同时汇报了其他控制变量的回归结果，在此不一一赘述。

接下来，本章将进一步对基本模型进行扩展，分析极端气温暴露的季节差异，并对个体的适应行为进行讨论。

3.5.2 扩展回归模型

表 3.3 报告了扩展模型的回归结果，其中面板 A 和面板 B 分别汇报了夏季的极端高温暴露天数、极端低温暴露天数和冬季的极端高温暴露天数、极端低温暴露天数对中老年个体自评健康状况、日常活动障碍情况（ADL/IADL）、慢性病患病情况以及三类认知能力的影响；面板 C 和面板 D 则分别汇报了空调和各类取暖设备的使用是否有助于缓解温度变化对中老年身体健康状况的负面影响（为了节约篇幅，后续结果中不再汇报全部控制变量的信息和回归结果，如有需要可向作者索取）。

具体而言，表 3.3 的面板 A 和面板 B 反映了极端气温对身体健康影响的季节特征。结果显示，不同季节的不同类型的极端气温暴露都会对中老年个体的身体健康状况产生负面影响，但影响程度和范围并不相同；相较而言，极端高温暴露给身体健康带来的负面影响依然是全面且显著的。在夏季，相较于低温暴露，极端高温暴露仍然会对日常活动障碍和慢性病患病情况产生显著的负面影响，且影响程度均大于低温暴露；此外，极端低温暴露天数对个体自评健康的影响程度与极端高温暴露的影响程度非常相似，显著的负面影响依然存在；但是极端高温对个体认知能力的危害不再显著，而极端低温暴露仍然会对个体的长期记忆得分产生显著的负面影响。在冬季，极端高温对个体的身体健康产生了不同维度的损害，对个体的自评健康、日常活动障碍、慢性病患病情况和记忆力均产生了显著的负面影响，且影响大小均高于基准回归中的影响；相较而言，冬季的极端低温暴露的负面影响反而不再显著，仅对个体的日常活动障碍情况产生了显著的负面影响，对其他维度的身体健康指标的影响不再统计显著。

表 3.3 扩展模型回归结果

变量	(1) 自评健康	(2) ADL/IADL	(3) 慢性病	(4) 短期记忆	(5) 长期记忆	(6) 数学测试
面板 A：夏季极端气温						
极端高温暴露天数	−0.001 6***	0.003 6**	0.002 9***	−0.002 4	−0.002 5	−0.000 4
	(0.000)	(0.001)	(0.001)	(0.002)	(0.002)	(0.002)

续表

变量	（1） 自评健康	（2） ADL/IADL	（3） 慢性病	（4） 短期记忆	（5） 长期记忆	（6） 数学测试
极端低温暴露天数	-0.001 7***	0.001 3	0.002 2***	-0.003 5	-0.004 7**	-0.002 0
	（0.001）	（0.002）	（0.001）	（0.002）	（0.002）	（0.002）
降水量	-0.000 2	-0.005 4	0.000 0	-0.000 4	0.000 8	0.002 5
	（0.000）	（0.003）	（0.001）	（0.004）	（0.004）	（0.003）
风速	0.032 2***	0.144 8***	0.047 1***	0.182 6***	0.105 6**	-0.134 7***
	（0.009）	（0.038）	（0.015）	（0.048）	（0.047）	（0.045）
日照时长	0.026 5***	0.053 5***	0.017 0*	0.016 8	0.006 2	0.048 3*
	（0.007）	（0.020）	（0.009）	（0.025）	（0.025）	（0.025）
相对湿度	0.000 5	0.003 0	0.001 2	0.009 3**	0.006 5*	0.002 6
	（0.001）	（0.003）	（0.001）	（0.004）	（0.004）	（0.004）
气压	0.000 9***	0.016 7**	0.010 9***	0.004 7	-0.006 7	0.001 1
	（0.000）	（0.007）	（0.003）	（0.008）	（0.008）	（0.008）
PM2.5	-0.002 4***	0.005 6**	0.007 7***	-0.002 0	-0.007 3**	-0.009 4***
	（0.000）	（0.003）	（0.001）	（0.003）	（0.003）	（0.003）
常数项	2.765 0***	-13.244 4**	-10.153 6***	-7.244 7	4.169 4	-0.974 3
	（0.225）	（6.398）	（2.819）	（7.855）	（7.735）	（7.852）
观测值	48 265	49 880	49 880	49 880	49 880	49 880

面板 B：冬季极端气温

极端高温暴露天数	-0.003 4***	0.002 2*	0.003 1***	-0.003 9***	-0.006 3***	-0.000 8
	（0.000）	（0.001）	（0.000）	（0.001）	（0.001）	（0.001）
极端低温暴露天数	-0.000 3	0.003 3**	0.000 1	-0.001 5	-0.002 7	0.000 8
	（0.001）	（0.002）	（0.001）	（0.002）	（0.002）	（0.002）
降水量	0.000 0	0.005 6*	0.000 3	-0.001 1	-0.000 3	0.002 3
	（0.000）	（0.003）	（0.001）	（0.004）	（0.004）	（0.003）
风速	0.042 5***	0.179 5***	0.033 0**	0.193 6***	0.129 6***	-0.132 8***
	（0.009）	（0.039）	（0.015）	（0.049）	（0.047）	（0.045）
日照时长	0.028 8***	0.055 6***	0.016 8*	0.013 5	0.000 8	0.044 1*
	（0.006）	（0.020）	（0.009）	（0.025）	（0.025）	（0.024）

续表

变量	（1） 自评健康	（2） ADL/IADL	（3） 慢性病	（4） 短期记忆	（5） 长期记忆	（6） 数学测试
相对湿度	-0.000 0	0.006 4 **	0.001 6	0.007 6 **	0.004 6	0.002 9
	(0.001)	(0.003)	(0.001)	(0.004)	(0.004)	(0.004)
气压	0.001 1 ***	0.015 9 **	0.012 8 ***	0.006 3	-0.004 9	-0.000 7
	(0.000)	(0.007)	(0.003)	(0.008)	(0.008)	(0.008)
PM2.5	-0.002 6 ***	0.006 5 **	0.005 4 ***	0.001 3	-0.002 0	-0.008 1 **
	(0.000)	(0.003)	(0.001)	(0.003)	(0.003)	(0.003)
常数项	2.626 9 ***	-12.758 4 **	-11.802 0 ***	-8.368 8	2.872 9	0.775 5
	(0.212)	(6.442)	(2.832)	(7.877)	(7.758)	(7.868)
观测值	48 265	49 880	49 880	49 880	49 880	49 880

面板 C：

夏季无空调

变量	（1） 自评健康	（2） ADL/IADL	（3） 慢性病	（4） 短期记忆	（5） 长期记忆	（6） 数学测试
极端高温暴露天数	-0.001 2 **	0.005 9 ***	0.002 4 ***	-0.000 9	-0.000 7	-0.003 3 *
	(0.001)	(0.002)	(0.001)	(0.002)	(0.002)	(0.002)
常数项	3.196 8 ***	-17.489 2 **	-13.900 0 ***	-11.423 0	1.487 5	1.298 2
	(0.250)	(8.053)	(3.474)	(9.283)	(8.896)	(9.120)
观测值	34 698	35 905	35 905	35 905	35 905	35 905

夏季有空调

变量	（1） 自评健康	（2） ADL/IADL	（3） 慢性病	（4） 短期记忆	（5） 长期记忆	（6） 数学测试
极端高温暴露天数	-0.003 2	-0.000 0	0.005 8	0.008 7 **	0.012 2 ***	0.009 1 **
	(0.018)	(0.002)	(0.021)	(0.004)	(0.004)	(0.004)
常数项	2.966 0 ***	9.067 2	-2.274 9	47.949 8 **	49.023 1 **	-1.922 2
	(0.577)	(11.102)	(6.542)	(21.125)	(22.549)	(21.821)
观测值	13, 567	13 975	13 975	13 975	13 975	13 975

面板 D：

冬季无取暖设备

变量	（1） 自评健康	（2） ADL/IADL	（3） 慢性病	（4） 短期记忆	（5） 长期记忆	（6） 数学测试
极端低温暴露天数	-0.003 6 ***	0.000 9	0.003 0 ***	-0.008 4 **	-0.003 9	-0.006 4 **
	(0.001)	(0.003)	(0.001)	(0.003)	(0.003)	(0.003)
常数项	2.726 6 ***	0.060 4	-11.931 2 **	50.109 8 **	40.944 9 **	39.251 0 **
	(0.256)	(16.821)	(5.061)	(18.330)	(17.430)	(17.811)

变量	(1) 自评健康	(2) ADL/IADL	(3) 慢性病	(4) 短期记忆	(5) 长期记忆	(6) 数学测试
观测值	17 464	18 360	18 360	18 360	18 360	18 360
冬季有取暖设备						
极端低温暴露天数	−0.000 3 (0.001)	−0.004 1 (0.005)	−0.002 6 (0.002)	−0.005 3 (0.007)	0.001 1 (0.006)	0.009 2 (0.007)
常数项	3.129 0*** (0.335)	−33.742 6* (17.850)	−11.832 5 (13.029)	−41.295 5 (29.351)	−27.675 3 (28.741)	27.024 7 (31.271)
观测值	30 768	31 486	31 486	31 486	31 486	31 486

注：(1) 数据来源：CHARLS 2011 年、2013 年、2015 年调查数据。(2) 所有标准误均为稳健性标准误差。(3) 所有模型都包括所有控制变量以及个人、年份和城市固定效应。(4) 所有模型都是固定效应模型。(5) 所有模型均包含全套控制变量，即降水量、风速、日照时长、相对湿度、气压、PM2.5、年龄及其平方项、职业类型、受教育程度、领取养老金、获得医疗保险、子女人数、儿子人数和 PCE（个人消费支出对数，不包括医疗支出）。(6) ***、** 和 * 分别表示显著性水平为 1%、5% 和 10%。

也就是说，出现在不同季节的极端高温暴露和极端低温暴露对中老年群体的身体健康状况的影响并不相同。对于夏季而言，当"夏天更热"的极端高温出现时，对个体的健康状况存在显著的负面影响。出现这种现象的主要原因可能在于，我国夏季的气候特征是普遍高温，当在此基础上发生极端高温事件时，根据本章的定义，该日的日均气温需要比历史同期气温还要高出 1.96 个标准差，则意味着该日的绝对温度已经相当高了。如果此时在户外工作或室内没有空调等温度调节设备，极高的温度对个体的耐受程度产生了极大的威胁，高温带来的细胞脱水、器官受损、疲劳等一系列高风险行为，很可能会引起中风、心血管疾病和循环系统疾病的高发，从而引起个体身体健康的显著恶化。对于冬季而言，"冬天更热"，即相应季节里反常气温的出现会更加影响到个体的身体健康状况。出现这种现象的原因可能在于，在冬季我国不同地区温差较大，而在极寒地区生活的个体往往会减少冬季的日常活动和经济生产活动，且一般会通过自制一些取暖设备（例如燃烧煤炭等）缓解极端低温带来的不适，从而减少极端低温情况的暴露；冬季出现反常极端高温往往不符合人们的普遍预期，短期内缺乏一定的适应机制；而冬季本身也是各类心脑血管和肺部疾病的高发期，因此冬季突发的反常极端气温往往会对中老年等脆弱群体的健康状况造成较大的影响。值得注意的是，季节性的极端气温暴露对个体认知能力的影响有着不同的特征。在夏季，除了低温会使个体的长期记忆力出现衰退外，不论是极端高温天气还是极端低温天气的暴露，对个体的其他认知能力都没有较为显著性的影响；而在冬季，极端高温暴露仍然会降低个体的短期记忆和长期记忆的得分，而极端低温暴露的影响则并不显著。由此也可以看出，个体的数学测试能力在不同季节的极端气温暴露下没有显著性的差异。

由此也进一步验证并丰富了基本回归中的结论，即季节性的极端气温暴露对中老年个体的身体健康状况并不相同，"夏天更热"和"冬天更热"的极端事件对个体身体健康的影响更大，极端高温的暴露在不同季节均有较为全面和显著的影响。夏季的低温暴露也会引起个体长期记忆能力的衰退，而个体的数学测试能力的季节差异性较小。

空调和各类取暖设备（包括电、煤、油气、燃烧柴木等）已被公认为是帮助人们适应环境温度变化的两种工具。为了进一步估计空调和取暖设备是否有助于缓解温度变化对中老年身体健康的全面影响，本节估计了家户中拥有空调和任意一种取暖设备的人群与无空调或取暖设备的人群在夏季和冬季出现极端气温暴露事件时的模型①，估计结果见表3.3的面板C和面板D。估计结果基本符合预期且与现有文献中的结论保持一致（Yu et al.，2019），即如果家庭中没有空调，与全样本的基本回归结果相比，夏季的高温暴露对中老年群体身体健康的影响依然显著存在，对认知能力的影响主要表现在数学测试得分的显著下降，但对记忆力的影响不再显著。值得注意的是，如果家庭中有空调，夏季的高温暴露不会显著地影响个体的自评健康状况、日常活动障碍情况（ADL/IADL）和罹患慢性病的情况，反而能够显著提高个体的长期记忆、短期记忆和数学测试得分。这一结果与其他学者的研究结果一致，即空调在较温暖的年份中缓解了高温对一个国家生产力的不利影响（Park et al. 2012）。此外，不同类型的取暖设备还显示出在冬季减轻低温暴露对中老年个体身体健康状况全面的积极影响。表3.3的面板D的回归结果显示，如果家庭中没有取暖设备，则冬季低温暴露对个体的自评健康状况、罹患慢性病的情况、短期记忆以及数学测试得分均有显著的负面影响；如果家庭拥有至少一种取暖设备，冬

---

① 由于问卷限制，本章只能对空调和各种类型的取暖加热设备的拥有情况进行讨论，而无法追踪到这类设备的真实使用情况。因此，本章的结论可能低估了空调和取暖加热设备的作用。

季的低温暴露对中老年个体的各项身体健康指标均不会产生显著的负面影响。

上述这些结果表明，空调和各种类型的取暖设备在帮助人们适应环境温度变化方面发挥了明显的作用。以往的大多数研究中都已强调了空调在气候变化背景下提升个体适应性行为的积极作用，很少有研究利用家户中取暖设备的信息讨论其在缓解冬季极端低温暴露中的积极作用，本章的研究为这部分研究提供了新的证据。在本章的样本中，约有 63.12% 的家庭至少拥有一项取暖设备，而仅有 28.06% 的样本家庭拥有空调。这一数据与大多数发达国家的情况相比，也进一步说明空调在我国尤其是农村地区的普及率仍然不高。该结果也进一步验证了极端气温的季节特征中的结果，由于空调在家庭（尤其是农村家庭）中的缺乏，在我国夏季普遍高温的气候条件下出现的极端高温事件对中老年个体身体健康状况的影响十分强大且显著；而由于大部分农村居民自制的取暖方式（如燃烧煤、柴木、炭火等）获取和使用成本较低，农村地区的取暖设备普及程度较高，中老年群体往往对冬季出现的极端低温事件拥有一定的适应能力和抵抗能力，因此一定程度上缓解了冬季极端低温暴露带来的影响。另外，目前已有越来越多的报道和研究强调各类空调和制冷技术的过度使用和广泛应用带来的负面环境影响和潜在健康危害，例如增加温室气体排放和用电负荷，从而加快气候变暖进程等，但是往往忽视了空调和一些取暖设备在气候变化背景下提高个体和家庭对环境适应性方面的优势。未来，我国仍然需要尽早实现碳排放达峰，实现并控制煤炭消费量零增长，从根源上控制温室气体排放，减少空气污染，积极应对气候变化带来的巨大威胁；同时，还需要进一步降低可再生清洁能源的价格，联合学术界和国际组织一道研发并推广基于可再生清洁能源的空调等温度调节设备，更好地保护脆弱群体的健康状况，提高他们的适应性水平。

3.5.3 异质性分析

为了进一步探究极端气温暴露对不同特征群体身体健康状况的影响差异，本章将进一步对年龄和地区的异质性进行讨论。

首先，CHARLS 数据主要的受访群体为我国 45 岁及以上的中老年群体，但是中年和老年群体在身体健康状况、心理状态、社会分工、工作安排和生活习惯等方面依然有较大差异。一方面，基于我国现有的退休政策，60 岁以上的群体会逐步退出劳动力市场，而退休也会带来中老年群体在生活上的巨大改变，从而带来身体上和精神上的不适应感（封进等，2020；封进和韩旭，2017；雷晓燕等，2010）；另一方面，随着年龄的增长，更大的心理易感性和缺乏更多的社会资源会加重其身体和心理的脆弱性，因此一般认为 60 岁以上的老人往往是更加脆弱和易受影响的人群（Haq，2017）。其次，考虑到我国幅员辽阔，南北方地区气候类型和生活习惯都存在较大差异，受到极端气温的影响也可能存在差异。再次，由于我国长期以来的城乡二元结构，城市和乡村在基础设施、经济水平、生产生活活动、养老安排、健康状况上都存在较大差异（刘宏等，2011；齐良书，2006；周广肃等，2014；Balmer et al.，2015）。最后，以往的研究表明，相较于男性，女性在应对短期天气冲击和短期极端温度方面的脆弱性较高（Hayes et al.，2018；Watts et al.，2019；Zivin et al.，2018），气候变化带来的极端温度冲击同样具有性别不平等性。基于上述讨论，本节根据年龄、性别、居住地区和城乡分布进行了分样本分析，表 3.4 报告了分样本回归的结果。

表 3.4 的面板 A 报告了 60 岁以上和 60 岁以下群体的分样本结果。主要回归结果与基准回归结果非常类似。从年龄的异质性上看，极端高温暴露天数的增加会同时增加 60 岁以上群体和 60 岁以下群体自评健康状况和慢性病患病情况的负面影响，且对 60 岁以上的老年群体影响更大；而极端低温暴露天数的增加也会同时增加 60 岁以上群体和 60 岁以下群体自评健康状况的负面影响，但差异不大。值得注意的是，极端低温暴露天数的增加还会显著增加 60 岁以上群体的日常活动障碍情况并降低老年群体的数学测试得分情况；而极端高温暴露对两类群体认知能力的影响不再显著。表 3.4 的面板 A 的结果进一步证明了在气候变化的背景下，相较于中年群体，由于自身的基础疾病较多、适应性能力较差、衰老进程加快等因素，60 岁以上的老年群体已经成为最为脆弱的群体之一。面板 A 的结果也与文献中的结论保持一致，即老年人被认为是最容易受到极端温度负面影响的群体之一（Haq，2017），他们在极端天气事件中的死亡风险也显著高于其他群体（Diaz et al.，2002）。本节的结果进一步强调了发展中国家老年群体的脆弱性，证明了气候变化除了带来生态环境的恶化以外，还对社会环境的公平性和正义性提出了挑战，我们应给予脆弱群体更多的关注和社会资源，帮助其应对气候变化和极端气温的威胁。

表 3.4 的面板 B 则报告了根据所在地区的南北方位分类（根据秦岭—淮河南北分界线划分①）进行的分样本回归。分样本结果的统计显著性、系数

---

① 根据所在省（自治区、直辖市）进行划分，北京、内蒙古、吉林、安徽、山东、山西、河北、河南、甘肃、辽宁、陕西和黑龙江划分为北方。

特征和主要结论均与基本回归类似。值得注意的是，从极端高温暴露的角度看，相较于北方群体，南方群体在自评健康、慢性病患病情况、短期记忆和长期记忆方面都受到了更大且更为显著的负面影响；从极端低温暴露的情况看，南方群体也在自评健康和慢性病患病情况上受到更大的负面冲击，但是南、北方群体在认知能力的影响上差异性很小。面板 B 的结果也进一步反映了不同地区在气候特征上存在的较大差异，由此也带来了个体适应性行为上的差异。

表 3.4 的面板 C 则报告了基准回归中的城乡差异。结果表明，农村居民和城市居民在不同程度上都会受到当地极端温度暴露的负面冲击，但是该影响同样具有异质性。总体而言，除自评健康指标外①，相较于城市地区，农村地区人口的身体健康指标更容易受到局部极端温度的影响。局部极端高温暴露会对农村老年群体的自评健康、日常活动障碍、慢性病患病情况、长期记忆、短期记忆和数学测试得分产生全方位的负面冲击，且均在统计上非常显著；但在自评健康指标中，城市地区人口受到了更大的负面冲击。相较而言，极端低温暴露的城乡不平等差异要小于极端高温的巨大冲击，农村群体在长期记忆和短期记忆上受到的负面影响程度均高于城市地区；极端低温对城市居民慢性病和认知能力（尤其是记忆力方面）的影响也不再显著。这也进一步证明了由于基础设施和经济水平的差异，城市居民在适应当地极端气温暴露情况下的能力较高。值得注意的是，由于农村地区的经济活动和社会发展高度依赖于生态系统的稳定运行，尤其是农业生产部门，生态系统往往是最直接也是最易受到气候变化不利冲击的部门，因此农村人口的健康水平和社会经济水平也更容易受到极端天气事件和极端气温带来的巨大影响。此外，与城市人口相比，中国农村人口的社会经济地位相对较低，这意味着他们的社会资源较少，适应异常自然事件的能力也相对较低。现有的文献更多地关注自然灾害和短期天气冲击对农村地区和城市地区之间的不成比例的不利影响（Fritze et al.，2008；Kessler et al.，2008），但本节的结果基于局部地区的长期极端气温暴露的讨论，考虑并控制了当地居民和当地产业结构对气候条件长期的适应性和依赖性对结果可能的影响，对现有文献的结果作出了补充，并进一步强调长期缓慢的局部极端温度暴露对农村人口的不利影响也同样高于城市地区。

---

① 相较而言，自评健康属于主观性较强的指标，其结果可作为参考；ADL/IADL、慢性病患病情况和三项认知能力测试得分更能够反映真实的身体健康状况。

表 3.4 分样本回归结果

变量	自评健康		ADL/IADL		慢性病		短期记忆		长期记忆		数学测试	
	(1)	(2)	(3)	(4)	(5)	(6)	(7)	(8)	(9)	(10)	(11)	(12)
面板A：年龄分组	60岁以下	60岁以上	60岁以下	60岁以上	60岁以下	60岁以上	60岁以下	60岁以上	60岁以下	60岁以上	60岁以下	60岁以上
极端高温暴露天数	-0.0014***	-0.0020***	0.0006	0.0017	0.0012***	0.0024***	0.0007	-0.0006	-0.0009	-0.0014	-0.0008	-0.0015
	(0.000)	(0.000)	(0.001)	(0.001)	(0.000)	(0.000)	(0.001)	(0.001)	(0.001)	(0.001)	(0.001)	(0.001)
极端低温暴露天数	-0.0010***	-0.0009***	0.0006	0.0039***	0.0004	0.0005	-0.0015	-0.0022	-0.0018	-0.0018	0.0008	-0.0031**
	(0.000)	(0.000)	(0.001)	(0.002)	(0.000)	(0.001)	(0.001)	(0.001)	(0.001)	(0.001)	(0.001)	(0.001)
常数项	3.9523***	2.3874***	-8.2946	-19.0120	-12.2546***	-11.3098**	-8.9752	-22.6983*	0.2205	-1.2408	4.6327	-10.9445
	(0.384)	(0.723)	(6.977)	(13.950)	(3.527)	(5.245)	(11.229)	(11.589)	(11.015)	(11.922)	(10.960)	(12.448)
观测值	27 121	21 144	27 887	21 993	27 887	21 993	27 887	21 993	27 887	21 993	27 887	21 993
面板B：地区分组	北方	南方	北方	南方	北方	南方	北方	南方	北方	南方	北方	南方
极端高温暴露天数	-0.0003	-0.0020***	0.0039***	0.0008	0.0014***	0.0017***	0.0001	-0.0034***	-0.0009	-0.0042***	-0.0027*	-0.0007
	(0.000)	(0.000)	(0.001)	(0.001)	(0.000)	(0.000)	(0.001)	(0.001)	(0.001)	(0.001)	(0.001)	(0.001)
极端低温暴露天数	-0.0005	-0.0007***	0.0039***	0.0005	-0.0001	0.0014***	-0.0025*	-0.0038***	-0.0026*	-0.0036***	0.0004	0.0009
	(0.000)	(0.000)	(0.001)	(0.001)	(0.000)	(0.000)	(0.001)	(0.001)	(0.001)	(0.001)	(0.001)	(0.001)
常数项	2.6135***	3.2677***	-0.1533	-37.6130**	-6.7374**	-28.6445***	-6.6908	-1.4586	-2.3610	26.2383	-3.9099	23.6392
	(0.357)	(0.296)	(7.364)	(17.091)	(3.349)	(6.725)	(9.520)	(18.296)	(9.375)	(17.852)	(9.492)	(17.678)
观测值	22 807	25 458	23 611	26 269	23 611	26 269	23 611	26 269	23 611	26 269	23 611	26 269

变量	自评健康		ADL/IADL		慢性病		短期记忆		长期记忆		数学测试	
	(1)	(2)	(3)	(4)	(5)	(6)	(7)	(8)	(9)	(10)	(11)	(12)
面板C：地区分组	城市	农村	城市	农村	城市	农村	城市	农村	城市	农村	城市	农村
极端高温暴露天数	-0.0016***	-0.0012***	0.0009	0.0023***	0.0013***	0.0020***	0.0036***	-0.0029***	0.0021	-0.0038***	-0.0004	-0.0019***
	(0.000)	(0.000)	(0.001)	(0.001)	(0.000)	(0.000)	(0.001)	(0.001)	(0.001)	(0.001)	(0.001)	(0.001)
极端低温暴露天数	-0.0010***	-0.0006***	0.0020*	0.0009	0.0007	0.0007*	-0.0021	-0.0040***	-0.0019	-0.0044***	0.0026*	-0.0002
	(0.000)	(0.000)	(0.001)	(0.001)	(0.000)	(0.000)	(0.001)	(0.001)	(0.001)	(0.001)	(0.001)	(0.001)
常数项	1.7885***	3.8608***	-1.3390	-13.1555*	-10.8277*	-12.2668***	-23.2057	-2.3899	5.0302	5.6251	31.8876**	-10.1205
	(0.371)	(0.283)	(13.667)	(7.575)	(6.167)	(3.229)	(16.699)	(9.084)	(15.726)	(9.040)	(16.001)	(9.058)
观测值	19 230	29 035	20 019	29 861	20 019	29 861	20 019	29 861	20 019	29 861	20 019	29 861
面板D：性别分组	男性	女性	男性	女性	男性	女性	男性	女性	男性	女性	男性	女性
极端高温暴露天数	-0.0017***	-0.0016***	0.0012	0.0013	0.0014***	0.0020***	-0.0007	-0.0003	-0.0016	-0.0016	0.0012	0.0020**
	(0.000)	(0.000)	(0.001)	(0.001)	(0.000)	(0.000)	(0.001)	(0.001)	(0.001)	(0.001)	(0.001)	(0.001)
极端低温暴露天数	-0.0010***	-0.0007*	0.0011	0.0020*	0.0002	0.0009*	-0.0029**	-0.0037*	-0.0029*	-0.0036***	0.0011	0.0008
	(0.000)	(0.000)	(0.001)	(0.001)	(0.000)	(0.000)	(0.001)	(0.001)	(0.001)	(0.001)	(0.001)	(0.001)
常数项	2.4237***	3.2693***	-6.3461	-14.3079	-7.0594*	-15.7599***	-3.7578	-14.047	11.5265	-7.2232	-4.6252	2.4303
	(0.341)	(0.287)	(8.301)	(9.653)	(3.746)	(4.149)	(12.090)	(9.956)	(11.392)	(10.245)	(12.513)	(9.693)
观测值	23 001	25 260	23 803	26 072	23 803	26 072	23 803	26 072	23 803	26 072	23 803	26 072

注：（1）数据来源：CHARLS 2011年、2013年、2015年调查数据。（2）所有标准误均为稳健性标准误差。（3）所有模型都包括所有控制变量以及个人、年份和城市固定效应。（4）所有模型都是固定效应模型。（5）所有模型均包含全套控制变量，即降水量、气压、PM2.5、气温、日照时长、相对湿度、风速、年龄及其平方项、职业类型、受教育程度、领取养老金、获得医疗保险、子女人数、儿子人数和PCE（个人消费支出对数，不包括医疗支出）。（6）***、**和 *分别表示显著性水平为1%、5%和10%。

最后，表3.4的面板D汇报了基准回归中的极端气温对中老年身体健康状况的性别不平等影响。总体而言，相较于男性，女性在不同维度的身体健康指标中都表现出了较高的脆弱性，尤其是极端低温暴露对女性身体健康的负面影响是全面且显著的，与现有文献中的研究结果基本一致。具体而言，除了在个体自评健康等级上的性别差异较小外，极端低温暴露天数的增加会显著恶化女性日常活动的障碍程度、慢性病的患病情况，并对女性的长期记忆和短期记忆产生显著的负面影响。其中，极端低温暴露对女性认知能力的伤害要大于男性，而极端低温暴露对男性日常活动的障碍程度、慢性病的患病情况的负面影响已经不再显著。本节的结果进一步强调了中老年女性在应对气候变化的健康风险中的脆弱性，相较于男性，女性的身体健康较大且全面地遭受了极端气温暴露的负面影响。此外，基准回归中的实证结果证明了极端高温暴露对于全样本中老年群体健康的恶化作用；而面板D中的结果强调了极端气温暴露的性别差异性和性别不平等特征，相较于男性，中老年女性更多地受到极端气温暴露，尤其是极端低温暴露带来的身体健康风险，这进一步丰富了基准回归中的结果。

3.5.4 稳健性检验

为了验证本章结果的一致性和稳定性，本节将对基准模型和扩展模型中的指标构建、模型设定和识别方法进行丰富的稳健性检验（见表3.5）。

表3.5 稳健性检验结果

变量	(1) 自评健康	(2) ADL/IADL	(3) 慢性病	(4) 短期记忆	(5) 长期记忆	(6) 数学测试
面板A：相对指标-0.7SD						
极端高温暴露天数	-0.002 0 ***	0.003 0 ***	0.001 9 ***	-0.000 6	-0.001 9 *	-0.002 8 ***
	(0.000)	(0.001)	(0.000)	(0.001)	(0.001)	(0.001)
极端低温暴露天数	-0.001 3 ***	0.003 3 ***	0.000 7 *	-0.001 8 *	-0.002 3 **	-0.001 1
	(0.000)	(0.001)	(0.000)	(0.001)	(0.001)	(0.001)
常数项	3.060 1 ***	-12.892 7 **	-11.708 0 ***	-8.935 4	3.088 5	0.977 7
	(0.255)	(6.340)	(2.801)	(7.783)	(7.650)	(7.790)
观测值	48 265	49 880	49 880	49 880	49 880	49 880

续表

变量	(1) 自评健康	(2) ADL/IADL	(3) 慢性病	(4) 短期记忆	(5) 长期记忆	(6) 数学测试
面板 B：相对指标日极值温度-1.96SD						
极端高温 暴露天数	-0.001 5***	0.000 9*	0.001 1***	0.000 8	0.001 3**	-0.000 8
	(0.000)	(0.001)	(0.000)	(0.001)	(0.001)	(0.001)
极端低温 暴露天数	-0.000 4***	0.000 5	0.000 0	-0.001 3*	0.000 8	0.001 0
	(0.000)	(0.001)	(0.000)	(0.001)	(0.001)	(0.001)
常数项	3.204 7***	-9.792 4	-11.468 9***	-10.144 6	5.875 7	2.017 9
	(0.216)	(6.559)	(2.874)	(7.989)	(7.845)	(7.943)
观测值	48 265	49 880	49 880	49 880	49 880	49 880
面板 C：绝对温度指标						
日均温度 >30℃天数	-0.000 5	0.001 0	0.004 3***	0.002 5	0.000 3	-0.001 6
	(0.001)	(0.002)	(0.001)	(0.002)	(0.002)	(0.002)
常数项	3.473 2***	-10.476 7	-9.848 9***	-6.742 2	4.190 8	-0.447 2
	(0.213)	(6.386)	(2.810)	(7.865)	(7.727)	(7.852)
观测值	48 265	49 880	49 880	49 880	49 880	49 880
日均温度 <0℃天数	-0.000 8***	0.003 9***	0.002 2***	-0.004 6***	-0.003 7***	-0.000 3
	(0.000)	(0.001)	(0.000)	(0.001)	(0.001)	(0.001)
常数项	3.491 9***	-12.987 2**	-12.808 0***	-10.243 4	2.067 8	0.058 7
	(0.208)	(6.456)	(2.817)	(7.852)	(7.724)	(7.857)
观测值	48 265	49 880	49 880	49 880	49 880	49 880
面板 D：绝对温度指标						
日均温度 <0℃天数	-0.000 0	0.004 6***	0.002 6***	-0.004 6***	-0.002 9*	0.001 8
	(0.000)	(0.001)	(0.001)	(0.002)	(0.002)	(0.002)
0℃<日均温 度≤10℃	-0.001 3***	0.000 7	0.000 9**	0.000 1	0.001 0	0.002 5**
	(0.000)	(0.001)	(0.000)	(0.001)	(0.001)	(0.001)
20℃<日均 温度≤30℃	-0.001 4***	0.000 2	0.001 2**	0.002 1	0.000 5	0.000 2
	(0.000)	(0.001)	(0.000)	(0.001)	(0.001)	(0.001)

续表

变量	(1) 自评健康	(2) ADL/IADL	(3) 慢性病	(4) 短期记忆	(5) 长期记忆	(6) 数学测试
日均温度 >30℃天数	−0.000 7	0.000 2	0.005 5 ***	0.004 2	−0.000 2	−0.001 7
	(0.001)	(0.002)	(0.001)	(0.003)	(0.003)	(0.003)
常数项	3.479 0 ***	−13.239 0 **	−10.792 5 ***	−8.673 5	2.320 6	0.295 9
	(0.226)	(6.497)	(2.829)	(7.938)	(7.797)	(7.957)
观测值	48 265	49 880	49 880	49 880	49 880	49 880

注：（1）数据来源：CHARLS 2011 年、2013 年、2015 年调查数据。（2）所有标准误均为稳健性标准误差。（3）所有模型都包括所有控制变量以及个人、年份和城市固定效应。（4）所有模型都是固定效应模型。（5）所有模型均包含全套控制变量，即降水量、风速、日照时长、相对湿度、气压、PM2.5、年龄及其平方项、职业类型、受教育程度、领取养老金、获得医疗保险、子女人数、儿子人数和 PCE（个人消费支出对数，不包括医疗支出）。（6）*** 、** 和 * 分别表示显著性水平为 1%、5% 和 10%。

首先，考虑到在"极端气温暴露"的指标构建中可能存在的局限性和主观性，本节利用各种极端气温暴露指标的替代测度来检验基准回归的研究结果。第一，参考现有文献中估计每月天气变化对婴儿出生体重的影响时曾使用的定义（Andalón et al., 2016），将极端温度的阈值放宽到 0.7SD（见表 3.5 面板 A）。在此较为宽松的定义下，回归结果依然与基准回归中的主要结果保持一致，即极端气温对中老年群体不同维度的身体健康状况负面影响依然存在，且在统计上依然显著。第二，相较于基准模型中的基于"日均值温度"构建的极端气温暴露指标（即将"日均值温度"与历史同期温度的偏离作为计算依据），表 3.5 的面板 B 中使用了"日极值温度"（即每日最高/最低温度）作为计算依据，与相应的当地历史同期温度进行比较（计算极端高温暴露时使用日最高温度，计算极端低温暴露时使用日最低温度；其他设定与基准回归中的保持一致，依然使用 1.96SD 作为阈值），并据此定义"极端温度暴露日"。相应的估计结果也与基准模型中的非常相似，具有一定的稳健性。

其次，为了与其他大部分文献中关于极端温度和气候变化的健康研究设定保持一致，表 3.5 的面板 C 和面板 D 在模型中利用绝对温度值的变化重新对"极端温度暴露"进行了定义。第一，基于大部分实证研究中的常见做法，本节将日均值绝对温度在 30℃ 以上和 0℃ 以下的情况定义为存在"极端高温暴露"和"极端低温暴露"，面板 C 中重新计算了过去一年中日均值绝对温度在 30℃ 以上和 0℃ 以下的天数，分别作为"极端高温"和"极端低温"的暴露天数，随后重新对基准模型进行了估计。面板 C 的结果表明，当低于 0℃ 的暴露天数增加时，同样会对个体包括认知能力在内的各项身体健康指标产生全面的负面冲击；高于 30℃ 的暴露天数同样也会增加个体慢性病患病的情况。第二，与大多数的文献一样，考虑到绝对温度的非线性影响，面板 D 对绝对温度值进行了分组，将绝对温度值分为 5 个组别分别讨论，即低于 0℃、0℃~10℃、10℃~20℃、20℃~30℃ 和 30℃ 以上。结果表明，相较于较为舒适的温度参照组 10℃~20℃，较低的温度和较高的温度暴露均会对个体的身体健康状况产生不利的影响，这种不利影响在慢性病患病情况、自评健康水平、日常活动障碍（ADL/IADL）以及认知能力的表现上存在一定的差异。但是值得注意的是，以上基于绝对温度定义的极端气温指标并没有考虑到个体对局部环境的长期适应性，更多地强调客观温度的寒冷和炎热的影响，因此与基本模型的具体估计数值可能存在少许的差异，也很难直接将估计系数的大小与基本模型中的结果进行比较。

表 3.5 中的稳健性检验结果表明，相较于基准回归，改变度量指标和模型设定并没有改变系数的显著性和方向，与预期一致，进一步验证了基准回归的稳健性和一致性。

3.6　本章结论

近几十年来，来自不同学科领域的各类研究都已经证明了气候变化将对人类健康构成巨大挑战和威胁，而对身体健康的不利影响也是学者们最为关注的结果变量之一。尤其是随着我国老龄化进程的加快，老年人逐渐成为最容易受到负面影响且被忽视的弱势群体之一。

本章通过全国大型微观入户调查数据和全国范围内的气象历史资料，把中老年群体自评健康水平、日常活动障碍（ADL/IADL）、罹患慢性病情况以及认知能力的衰退情况作为个体身体健康的代理变量，全方位、多维度地刻画我国中老年群体在气候变化背景下的身体健康状况。为了捕捉不可观测的地区和人群异质性因素以得到一致的估计结果，本章利用 CHARLS 三年非平衡面板数据进行固定效应模型估计。

　　研究结果表明，长期的极端高温和低温暴露都会显著地影响个体的身体健康状况。当个体在极端高温天气中的年度暴露增加时，个体的自评健康情况下降 3.22%，日常活动障碍情况和慢性病患病情况分别显著上升 1.19% 和 1.30%，带来个体健康状况不同程度的恶化；极端低温的暴露同样会对身体健康状况带来类似地损害，但是对于自评健康状况和慢性病患病数量，极端高温暴露的影响大小约为极端低温暴露的 2 倍。类似的，从认知能力的角度看，不论是高温还是低温，极端气温的暴露都会对个体的认知能力产生较为明显的负面影响。此外，不同季节的不同类型的极端气温暴露都会对中老年个体的身体健康状况产生负面影响，但影响程度和范围并不相同；相较而言，不论是夏季还是冬季，极端高温的暴露带来的负面影响依然是全面且显著的。同时，我们需要进一步重视空调和取暖设备在帮助人群适应气候变化方面发挥的重要作用。空调和取暖设备在很大程度上缓解了极端气温暴露对个体身体健康状况的影响，在帮助人们适应环境温度变化方面发挥了明显的作用。进一步的分样本结果显示，老年群体、女性和农村居民仍然是较为脆弱的人群，在应对极端气温暴露对各项身体健康指标的影响上处于劣势地位；尤其是女性更容易受到极端低温暴露给不同维度的身体健康层面带来的负面影响。为了验证本章模型结果的稳健性和一致性，本章尝试使用了多种极端气温的定义方式，均得到了符合预期的相似结果。

　　本章的研究结果验证了气候变化背景下极端气温长期暴露给脆弱人群不同维度的身体健康层面带来的显著负面影响，尤其是极端高温对于全样本中老年群体身体健康维度全面且显著的恶化作用；其中，女性更容易受到极端低温带来的威胁。此外，本章也进一步证明了文献中强调的空调对于提高脆弱个体的适应能力、缓解环境变化带来的负面影响的重要作用，并首次验证了不同方式的取暖设备（包括集体供暖、烧火、烧草和木炭等）和技术的使用对于缓解冬季极端低温暴露的重要积极影响。最后，本章对基准回归的结果进行了丰富且全面的稳健性检验：改变度量指标和模型设定并没有改变系数的显著性和方向，与预期一致，进一步验证了基准回归的稳健性和一致性。

4 极端气温对中老年群体
精神健康的影响

4.1 引言

在健康经济学领域，除了传统文献中广为讨论的身体健康状况对个体健康人力资本积累的影响之外，作为健康人力资本的重要组成部分，越来越多的学者开始关注精神健康状况对老龄化进程下全球人口健康和人力资本的影响，进一步探讨其给现有医疗卫生体制改革带来的问题和挑战，并对其社会经济决定因素和长期经济稳定发展的影响路径进行分析。

近几十年来，精神健康类疾病的患病率迅速增加，它已成为全球疾病负担增长速度最快的病种之一。1990—2010 年，精神健康类疾病在全球疾病负担中的占比达到了 7.8%（Murray et al.，2012）。精神健康的范畴不仅包括精神疾病、精神紊乱和精神障碍，还包括心理健康、情绪复原力和情绪稳定的状态（Hayes et al.，2018）。精神健康问题不仅是健康指标的重要组成部分，对个体健康状态和福利水平产生决定性影响，而且对全社会医疗成本的降低和经济生产率的优化也具有深远意义。相较于国外发达国家，我国在精神健康领域的研究尚处于起步阶段，缺乏气候变化和老龄化背景下关于中国居民的精神健康现状与人力资本积累、环境变迁和医疗卫生体制改革的系统性研究。随着公众逐渐意识到更频繁、不可预测的极端天气事件和各类污染将会直接或间接地影响个人的精神健康，气候变化与个体精神健康之间的关系在近年来受到越来越多的关注（Fritze et al.，2008）。这些威胁不仅来自飓风和热浪等急性环境压力因素，还来自长期缓慢的环境变化，如温度异常波动。气候变化因极大地改变了天气模式和生活环境，而被认为是导致精神健康问题的越来越重要的因素。因此，探索和理解气候变化对精神健康的影响机制不仅是与公共卫生有关的研究问题，而且与人力资本发展、医疗卫生和社会保障体系密切相关。

通过对现有文献的梳理可以发现，极端气温对精神健康的影响已经受到越来越多的关注，但受限于精神健康指标的构建和数据限制，这方面的研究还处于起步阶段。目前的实证研究大多集中在自然灾害等离散极端天气事件对精神健康的影响上，更多地关注最为严重的精神疾病后果（例如自杀等）。此外，以往研究中的极端温度测量主要基于温度的绝对值，忽视了长期以来个体生理上和心理上形成的适应机制，对于基于特定地区温度的相对变化（即"当地相对极端温度"）如何影响个体精神健康的研究还十分匮乏。同时，在探讨个体的适应性行为中，大部分文献都聚焦于空调的使用，而忽视了各类取暖设备对于极端低温负面影响的缓解作用。最后，当前大部分研究仍然集中于发达国家，鲜有研究针对发展中国家人群的精神健康进行分析，尤其是作为脆弱群体的老年人口。

为了解决上述问题，本章将"抑郁情绪"作为个体精神健康的代理变量，试图识别长期极端温度暴露与抑郁症状之间的累积关系。首先，本章将基于三期非平衡面板数据建立固定效应模型，通过实证计量模型估计特定地区缓慢变化的极端气温暴露情况对人们抑郁症状的负面影响，特别是对弱势老年群体的影响。其次，本章将进一步探讨不同人群之间的异质性影响，主要包括年龄、性别和居住地区等。最后，本章将分析空调和各种类型的加热取暖设备在应对极端温度过程中给个体适应性带来的影响。本章的研究发现，特定地区局部相对极端温度变化，特别是极端低温暴露，显著恶化了我国中老年群体的抑郁情绪。基于样本城市的平均水平，在过去的一年中局部极端高温暴露和局部极端低温暴露分别显著增加了个体1.75%和3.00%的抑郁症状水平，而躯体症状是抑郁症状所有维度中对极端气温变化最为敏感的因素。研究结果进一步证明了空调和各种类型的加热取暖设备在帮助人们适应夏季和冬季局部温度变化方面的关键作用。最后，本章通过异质性分析发现，与中年、男性和城市居民相比，当地极端温度的不利影响在老年人、女性和农村居民中尤为强烈。

本章的研究旨在为现有文献做出三个主要贡献：

首先，本章较为创新性地描述了缓慢变化的温度变化进程，并基于当地尺度重新定义了极端温度，即若当地当日实际气温偏离当地历史同期温度1.96个标准差，则被定义为一个"当地相对极端气温暴露日"。与气候变化研究中使用温度绝对值作为极端温度测量的主流方法相比，本章采用的方法具有一定的优势，即温度的局部变化程度比绝对温度值具有更强的外生性，因为它通过减去历史同期温度来刻画局部温度的偏离，从而控制了个体对居住地环境的预期值，并考虑了个体在长期生活居住的情况下对当地气温的适应程度。因此，局部的相对变化可以更准确地刻画极端温度发生时对个体健康状况的负面影响。

其次，本章研究对部分探讨气候变化背景下适应性工具和行为有效性的文献具有补充意义。根据现有文献，目前尚不清楚这种适应性行为是否缓解了精神压力，并对居民的精神健康具有一定的保护作用。本章利用微观个体/家庭实证数据进行了验证，发现这些适应性工具在帮助人们适应当地极端温度暴露方面起着至关重要的作用。这些结果也表明了在中国等发展中国家推广基于清洁能源的空调和加热取暖设备的重要性。

最后，本章进一步研究了当地极端温度对年龄、性别、居住地区等重要社会经济变量的影响的异质性。老年人、女性和生活在农村地区的个体是更加弱势的群体，他们很可能缺乏更多的资源来适应极端的温度，因此精神上更容易受到气候变化的负面影响。到目前为止，鲜有研究基于发展中国家的大规模微观实证数据来估计气候变化对脆弱群体精神健康的危害，特别是处于不利处境的老年群体，而这将对健康不平等和环境正义的政策制定过程具有重要的理论价值和实际意义。

4.2　数据来源

4.2.1　个体层面数据

本章的个体层面数据来自中国健康与养老追踪调查（CHARLS）的全国调查 2011 年、2013 年、2015 年三年面板数据，该调查由北京大学中国社会科学调查中心组织实施，目的是收集中国人口健康情况及研究老龄化问题。中国健康与养老追踪调查（CHARLS）与其他发达国家设计并实施的全国性健康与养老追踪调查（比如美国的 HRS、欧洲的 SHARE、英国的 EISA、韩国的 KIOSA、日本的 ASTAR 等）类似，旨在收集 45 岁及以上人群及其配偶的个人基本信息、家庭情况、健康状况、医疗服务利用和医疗保险、工作、退休和养老金、收入、消费、资产，以及社区基本情况等信息（Lei et al., 2014）。在样本选取上，利用按概率比例规模抽样方法在全国共抽取了 150 个县，然后在每个县随机抽取 3 个村或社区，接下来在每个村或社区随机抽取年龄满 45 周岁的人作为主要受访者，一经选定，不论其配偶年龄多大，该受访者及其配偶都将成为调查的受访者①。

4.2.2　气象层面数据

本章的气象数据来源于美国国家海洋与大气中心（NOAA）气象在线数据库（CDO）的公开数据。CDO 免费向公众提供包括中国在内的全球历史天气和气候数据档案。这些数据包括每日、每月、季节和年度气温、降水、风力以及雷达数据②。其中，中国的原始数据来源于中国气象局采集并发布的全国基准气象站的实时和历史气象资料③。

随后，本章根据每个气象站的地理经纬度信息，将气象站划归为具体的地级市（如遇一个地级市存在多个气象站，则对气象数据进行均值化处理）。如果受访者所在的城市在气象数据库覆盖的城市内，则使用所在城市的气象数据；如果该城市不在气象数据库的覆盖范围内，参照文献中的做法（Zhang et al., 2018；Zhang et al., 2017），气象数据来源于距离城市中心 100 公里以内的观测站数据的加权平均值，其中权重是监测站到城市中心距离的倒数。基于匹配好的城市气象数据，再与 CHARLS 数据库中的个体进行匹配，从而得到每个个体极端气温事件年暴露天数。同时，本章对构造的数据库中的变量进行了基本清理，更正了部分错误值和显著离群值，并剔除了在数据库合并过程中无法匹配城市信息的样本，得到本章所用的数据库。

4.3　指标构建

4.3.1　极端天气暴露

与 3.3.1 节中的设定类似，在基准模型中，本章将"极端天气暴露程度"量化为在接受调查过去一年内（即 2010 年、2012 年、2014 年）受访者暴露于极端天气的天数（0~365 天）。参考文献中的类似做法（Heim，2002），本章

---

① 有关数据库的详细信息，请参考官方网站 http://charls.nsd.edu.cn/zh-CN。
② 有关数据库的详细信息，请参考官方网站 https://www.ncdc.noaa.gov/cdo-web/。
③ 该原始数据现已可从国家气象科学数据中心直接获得，请参考官方网站 http://data.cma.cn/。

将"该日的日均气温高于或者低于历史同期月均值 1.96 个标准差"（即表明该天的气温与历史同期月均值气温存在显著性差异）定义为该天存在极端气温暴露，并计算出一年中该气象站的累积暴露天数，从而得到暴露程度。

安达隆等（Andalón et al.，2016）在研究极端气温冲击对婴儿出生体重的影响时，将极端气温定义为"偏离历史同期值 0.7 个标准差"。相较于 0.7 个标准差的定义方式，本章对"极端气温"采用了更严格的标准定义。主要原因在于，安达隆等（Andalón et al.，2016）的研究模型中的标准是使用月值温度的变化作为核心自变量，而本章使用日值温度的变化，其应该具有更大的变化才能被定义为"极端"，且 1.96 个标准差更加具有统计上的显著意义。为了验证本章结果的稳健性，本章将"偏离 1.96 个标准差"的定义方式作为主要回归结果，并在稳健性检验中讨论了改变定义方式为"偏离 0.7 个标准差"时的回归结果。此外，本章选择了该气象站 1980 年到 2008 年的气象指标的平均值作为气温历史值的参考，用于参照计算每天的极端气温暴露情况。具体来说，本章根据 1980 年至 2010 年的历史气象数据计算了每个城市的平均月气温及其标准化偏差（SD），作为当地的历史参考气温。随后，将每日的日均值气温与当地的历史同期月均气温进行比较，若当日的日均气温偏离历史同期月均气温超过 1.96SD，该日将被定义为"相对极端温度暴露日"；若偏差为正，则被定义为极端高温暴露日，反之则被定义为极端低温暴露日。最后，本章将访谈前一年的年均累积暴露天数计算定义为每个个体年度暴露水平；在本章的其余部分，将称之为个体的平均"局部极端高温暴露（天数）"或"局部极端低温暴露（天数）"。

另外值得注意的是，随着气候变化进程的加快和极端天气事件的频发，已有越来越多的技术和设备可以帮助人们更好地适应极端温度。基于此，本章还将讨论在个体拥有空调等其他制冷和制热设备的情况下，极端气温暴露对个体精神健康状况的影响强度的差异。因此在拓展模型中，本章通过计算夏季（6 月至 8 月）和冬季（12 月至次年 2 月）的当地极端高温暴露天数和当地极端低温暴露天数，进一步展现极端温度暴露影响的季节特征。基于这一划分，本章进一步研究了极端温度暴露对是否拥有空调或加热取暖设备的人群抑郁症状的异质性影响。为了进一步考虑其他气象因素对个体精神健康的影响，参考文献中的做法，本章还将丰富的气象学变量（包括风速、日照时间、相对湿度、气压和 PM2.5）作为控制变量。

　　为了验证模型结果的一致性，本章进一步考虑了样本迁移带来的样本选择问题，随后改变了极端气温的度量变量，用"日极值气温"取代"日均值气温"参与计算，将温度偏离历史同期1.96SD的阈值修改为0.7SD，同样在稳健性检验中进行了详细讨论和比较。以上的定义方式都是基于气温偏离同期值的相对指标，参照大部分文献中的常见做法，本章还计算了当日绝对温度高于25℃和30℃以及低于0℃、零下5℃和零下10℃时的暴露天数，作为极端高温和极端低温暴露的度量；并考虑了极端温度暴露天数的非线性影响，将暴露天数的平方项和分组情况放入基准回归，以此进一步验证模型结果的稳定性。

4.3.2　精神健康指标

　　本章所重点关注的精神健康变量为个体抑郁程度。CHARLS问卷采用CES-D（Center for Epidemiologic Studies Depression Scale，流调用抑郁自评量表）简化版十个问题的量表来衡量个体的抑郁程度，并在每轮调查中重复询问。这也是家户问卷中最常用的抑郁量表，例如中国家庭追踪调查（CFPS）和美国全国健康调查（National Health Survey）中也采取了该量表，用于反映个体的精神健康状况和心理情绪状态。

　　简化版的十个问题涉及十个情景，访问员对这十个情景一周内的发生频率进行询问，对CHARLS问卷中涉及的十个场景进行正、负向交替提问。本章参考雷晓燕等（2015）的做法，首先根据每道题目的选项为其赋分为0~3分："几乎没有（不到一天）"得0分；"有些时候（1~2天）"得1分；"经常有（3~4天）"得2分；"大多数时候有（5~7天）"得3分。然后，将正向提问的得分调整为负向提问的模式（即得分越高，抑郁情绪越多），并将十道题目的得分加总，得到一个抑郁量表的总得分，并使其指向一个统一的抑郁指标。这样就能得到一个0~30分的量表值，得分越高的个体抑郁程度越高。拉德洛夫（Radloff，1977）证实了这个量表具有很高的信度和效度，在各类调查中得到了广泛的应用（Radloff，2016）。此外，本章还将进一步探索抑郁症症状中的不同维度的情绪表现。根据以往文献中对CES-D量表的主成分因素分析，本章将抑郁症症状分为三个维度（见表4.1）：首先是躯体症状，主要表现为因小事而烦恼、食欲不振、难以集中注意力、做事费劲、睡眠不足和无法继续生活等身体活动方面的障碍、反常和不便；其次是消极情绪，主要表现为感到忧郁、沮丧、孤独、哭泣和悲伤等较为负面的情绪；最后是积极情绪，主要表现为感到快乐、充满希望和幸福等正向情绪的反馈（Radloff, 2016; Yen et al., 2000）。

表 4.1 CES-D 得分的维度

躯体行为	消极情绪	积极情绪
因小事而烦恼	感到情绪低落	对未来充满希望
无法集中注意力	感到害怕	感到快乐
做事很费劲	感到孤独	
失眠		
无法继续生活		

4.4 描述统计分析

基于上述构造过程，表 4.2 列出了主要变量的基本统计特征。表中所计算的统计数据都根据 CHARLS 数据库提供的样本抽样权重进行了调整，使得样本能够代表全国该年龄段的人群特征。表 4.2 中的面板 A 报告主要结果变量 CES-D 评分的描述性统计。样本的平均抑郁评分为 10.37 分，处于轻度抑郁状态。

表 4.2 描述性统计

变量及定义	观测值	均值	标准差	最小值	最大值
面板 A：精神健康变量					
抑郁量表得分（CES-D）	41 283	10.37	5.71	0.00	30.00
面板 B：气候变量					
Z 值	41 283	0.26	1.05	-4.60	7.08
高温暴露天数（标准差：+/-1.96 SD）	41 283	100.77	41.91	4.00	357.00
低温暴露天数（标准差：+/-1.96 SD）	41 283	77.53	39.48	0.00	296.00
夏天高温暴露天数（标准差：+/-1.96 SD）	41 283	27.72	14.53	0.00	92.00
冬天低温暴露天数（标准差：+/-1.96 SD）	41 283	20.23	11.01	0.00	73.00

变量及定义	观测值	均值	标准差	最小值	最大值
面板 C：控制变量					
降水量	41 283	2.74	1.52	0.22	6.96
风速	41 283	2.12	0.74	0.84	4.96
日照时长	41 283	5.19	1.44	2.13	8.60
相对湿度	41 283	68.59	8.86	42.94	85.01
气压	41 283	970.37	62.72	741.89	1016.78
PM2.5	41 283	37.43	16.81	2.41	74.81
年龄	41 283	59.93	10.02	20.00	101.00
年龄的平方	41 283	3 691.95	1 250.67	400.00	10 201.00
受教育程度	41 283	2.76	1.37	1.00	5.00
已婚	41 263	0.87	0.33	0.00	1.00
ADL/IADL	41 283	0.28	0.45	0.00	1.00
自评健康状况	41 283	3.14	0.99	1.00	5.00
罹患慢性病	41 283	0.72	0.45	0.00	1.00
参加养老保险	41 283	0.45	0.50	0.00	1.00
参加医疗保险	41 283	0.76	0.43	0.00	1.00
家庭子女个数	41 283	2.73	1.45	0.00	11.00
家庭儿子个数	41 283	1.54	1.02	0.00	8.00
家庭人均年支出对数（不包括医疗支出）	41 283	4.23	4.42	0.00	12.93

数据来源：CHARLS 2011 年、2013 年、2015 年全国调查数据。

与第 3 章类似，面板 B 描述了不同标准下极端气温暴露天数的基本特征；总体而言，在本章所选取的样本中，全国每年大约有 101 天的极端高温暴露和 78 天的极端低温暴露。此外，面板 B 中的 Z 值是指当天日均温度偏离历史同期参考温度的程度，Z 值的均值则是基于过去一年中每日 Z 值计算的平均值；该 Z 值的均值非常接近 0，表明温度的变化从高温和低温两个方向的平衡。

面板 C 则汇报了模型中的控制变量的基本描述统计情况，包括常见的气象学变量（包括降水量、风速、日照时长、相对湿度、气压和 PM2.5 等）和人口学变量（包括年龄及其平方项、受教育程度、婚姻状况、参加养老保险、参加医疗保险、家庭子女个数、家庭儿子个数和家庭人均年支出等）。

4.5　计量实证模型

为了识别极端温度暴露与中老年群体精神健康的相关关系，本章建立了面板数据固定效应模型，此类模型已广泛应用于气候经济学文献（Goodman et al.，2018；Obradovich et al.，2018）。固定效应模型很好地利用了面板数据的优势，在识别过程中利用最小二乘虚拟变量（LSDV）方法进行估计，并对变量进行了均值离差处理，从而解决了不随时间变化的变量引起的内生性问题，同时控制了个体层面的固定效应。本章基于中国健康与养老追踪调查（CHARLS）的 2011 年、2013 年、2015 年的三期非平衡面板数据，建立了如式（4.1）所示的固定效应模型，同时控制了个体、时间、城市层面的固定效应。

$$Mental\ Health_{it} = \alpha_0 + \beta_1 Exposure_{it} + \beta_2\ W_{it} + \beta_3\ X_{it} + \gamma_i + \eta_c + \mu_t + \varepsilon_{it} \quad (4.1)$$

其中，下标 i 表示个体代码，t 表示年份代码，c 表示城市代码；$Mental\ Health_{it}$ 表示个体心理健康结果变量，即个体 CES-D 抑郁量表得分情况；$Exposure_{it}$ 表示个体在过去一年中暴露在极端温度下的天数；W_{it} 表示影响个体精神健康的其他环境变量，例如降水量、风速、气压、空气污染情况等；X_{it} 表示其他人口学控制变量；γ_i 是不会随时间变化的个体固定效应，在面板数据固定效应模型的估计中将被消除；η_c 是城市水平的固定效应；μ_t 为年度固定效应；ε_{it} 为随机扰动项。

本章所关注的核心系数为 β_1，它表示当样本中的中老年个体在一年中暴露于极端温度下的天数增加一天时精神健康结果变量的平均变化。该经验策略的关键识别假设是，在精神健康变量的连续变化条件下，温度的变化与给定个体其他未观察到的精神健康决定因素无关。而"局部相对极端气温"的出现在本章设计中被认为是外生性较强的变量，一方面，因为在气候变化背景下，极端气温和强降水等天气事件的出现在很大程度上是不可提前预测的，特别是在气候变化过程中（Andalón et al.，2016；IPCC，2014）；另一方面，基于本章定义的"局部相对极端气温",温度的局部变化程度比绝对温度值具有更强的外生性,因为它通过减去历史同期温度来刻画局部温度的偏离,从而控制了个体对居住地环境的预期值,并考虑了个体在长期生活居住的情况下对当地气温的适应程度。此外,面板数据固定效应模型在识别过程中对变量进行了均值离差处理,从而解决了不随时间变化的变量引起的内生性问题,同时控制了城市、个体和时间层面的固定效应,在一定程度上控制了内生性问题。

4.6 实证结果

4.6.1 基准回归模型

表4.3汇报了基本模型的回归结果。结果表明,长期局部相对极端温度暴露对我国中老年人抑郁症状有显著的不良影响。具体来说,个体每增加一天的局部相对极端高温暴露,平均会增加0.005 2分的CES-D量表得分。基于样本年均极端高温暴露天数和CES-D量表均分,局部极端高温暴露会使样本的抑郁情绪年均增加1.75%[①]。对于极端低温暴露而言,每增加一天的局部极端低温暴露,个体的抑郁量表评分平均增加0.011 6分;年度局部极端低温暴露对样本抑郁量表得分的年平均影响为0.89单位,相当于使个体的平均抑郁量表得分增加了约3.00%。值得注意的是,极端低温暴露的影响数值几乎是极端高温暴露的两倍,这也表明中老年群体精神健康对极端低温反应的敏感性更高,这也是以往很多文献中所忽略的。

表4.3 基准模型回归结果

变量	(1)	(2)	(3)	(4)
	CES-D 得分	躯体行为	消极情绪	积极情绪
极端高温暴露天数	0.005 2**	0.004 6***	0.001 1	−0.000 5
	(0.002)	(0.001)	(0.001)	(0.001)
极端低温暴露天数	0.011 6***	0.008 5***	0.004 7***	−0.001 6*
	(0.003)	(0.002)	(0.001)	(0.001)

① 参考公共卫生领域常用的计算方法:0.0052单位×100.77年均高温暴露日×1/总分30=1.75%,后文中计算时同理。

变量	（1）	（2）	（3）	（4）
	CES-D 得分	躯体行为	消极情绪	积极情绪
降水量	-0.004 2	-0.003 1	0.002 3	-0.003 4
	(0.011)	(0.007)	(0.004)	(0.003)
风速	0.162 8	0.119 7	0.010 4	0.032 7
	(0.142)	(0.092)	(0.054)	(0.042)
日照时长	-0.024 3	0.031 6	0.040 1	-0.096 0***
	(0.079)	(0.051)	(0.030)	(0.024)
相对湿度	-0.023 5*	-0.016 1*	-0.005 3	-0.002 1
	(0.014)	(0.009)	(0.005)	(0.004)
气压	0.042 3	0.039 8**	0.013 1	-0.010 6
	(0.028)	(0.018)	(0.010)	(0.008)
PM2.5	0.027 2***	0.021 7***	0.015 2***	-0.009 6***
	(0.010)	(0.007)	(0.004)	(0.003)
观测值	41 283	41 283	41 283	41 283

注：（1）数据来源：CHARLS2011 年、2013 年、2015 年调查数据。（2）所有标准误均为县/社区级别的聚类标准误差。（3）所有模型都包括所有控制变量以及个人、年份和城市固定效应。（4）所有模型都是固定效应模型。（5）所有模型均包含全套控制变量，即降水量、风速、日照时长、相对湿度、气压、PM2.5、年龄及其平方项、职业类型、受教育程度、ADL/IADL、自我控制报告的健康状况、慢性病状况、领取养老金、获得医疗保险、子女人数、儿子人数和 PCE（个人消费支出对数，不包括医疗支出）。（6）***、**和*分别表示显著性水平为 1%、5% 和 10%。

此外，这种影响在抑郁症症状的三个维度中表现并不相同。通过对 CES-D 量表进行因子分析，得到了三个主要维度的抑郁症症状，即躯体行为、消极情绪和积极情绪，随后分别对这三个维度与极端温度暴露情况之间的关系进行了估计 [模型设计与式（4.1）相同]。（2）至（4）列的回归结果表明，极端高温暴露主要干扰中老年群体正常的躯体行为（如感到心烦意乱、睡眠和外出等），而极端低温暴露对个体的躯体行为和抑郁情绪（如忧郁、感到孤独和悲伤等）都有显著的负面影响。过去一年中，局部极端高温暴露和局部极端低温暴露使样本中的中老年个体的躯体活动障碍分别显著增加了 3.09%和 4.39 %；而消极情绪仅仅受到局部极端低温的影响，局部极端低温暴露使样本个体的消极情绪得分年均增加了约 4.05%。

接下来，本章将进一步对基本模型进行扩展，分析极端气温暴露的季节差异和个体的适应行为。

4.6.2 扩展回归模型

空调和各类取暖设备被认为是用于减轻极端温度负面影响的两种有效的适应性资源。为了进一步估计这种适应性行为效果的大小，本节对样本家庭中是否有空调或取暖设备的人群进行了子样本分析。表 4.4 面板 A 中的结果表明，如果家庭中没有空调，夏季极端高温暴露对中老年群体抑郁情绪的边际影响是有空调家庭的 1.80 倍。按样本中年均 100.77 天的极端高温暴露天数计算，从年平均效应来看，有空调的家庭在夏季的极端高温暴露会使抑郁量表得分增加 0.410 单位，会使个体的抑郁程度年均增加 1.37%。而对于夏季没有空调的家庭，年平均影响将上升到 0.737 单位，个体的抑郁程度年均增加 2.46%。但是，值得注意的是，对于家中有空调的人群来说，极端气温暴露给对精神健康带来的负面影响在统计上不再显著。此外，局部极端高温暴露主要会对个体的躯体行为和消极情绪产生不利影响。

表 4.4　扩展模型回归结果

变量	(1)	(2)	(3)	(4)
	CES-D 得分	躯体行为	消极情绪	积极情绪
面板 A: 空调				
夏季有空调				
夏季极端高温暴露天数	0.014 8	0.005 6	0.003 5	0.005 8
	(0.012)	(0.008)	(0.005)	(0.004)
观测值	10 942	10 942	10 942	10 942
夏季无空调				
夏季极端高温暴露天数	0.026 6 ***	0.017 3 ***	0.008 6 ***	0.000 7
	(0.007)	(0.005)	(0.003)	(0.002)
观测值	30 341	30 341	30 341	30 341

变量	（1）	（2）	（3）	（4）
	CES-D 得分	躯体行为	消极情绪	积极情绪
面板 B：取暖设备				
冬季有取暖设备				
冬季极端低温暴露天数	0.034 3	−0.005 6	0.000 5	0.007 3
	（0.018）	（0.006）	（0.006）	（0.006）
观测值	11 658	11 658	11 658	11 658
冬季无取暖设备				
冬季极端低温暴露天数	0.086 0***	−0.022 1	−0.022 0	−0.000 2
	（0.031）	（0.023）	（0.021）	（0.012）
观测值	29 592	29 592	29 592	29 592

注：（1）数据来源：CHARLS 2011 年、2013 年、2015 年调查数据。（2）所有标准误均为县/社区级别的聚类标准误差。（3）所有模型都包括所有控制变量以及个人、年份和城市固定效应。（4）所有模型都是固定效应模型。（5）所有模型均包含全套控制变量，即降水量、风速、日照时长、相对湿度、气压、PM2.5、年龄及其平方项、职业类型、受教育程度、ADL/IADL、自我控制报告的健康状况、慢性病状况、领取养老金、获得医疗保险、子女人数、儿子人数和 PCE（个人消费支出对数，不包括医疗支出）。（6）***、** 和 * 分别表示显著性水平为 1%、5% 和 10%。

类似地，表 4.4 中的面板 B 的回归结果显示，拥有至少一种类型的取暖设备对减轻极端低温暴露对抑郁状态的不利影响也是非常有效的。相较于拥有取暖设备的家庭，在没有任何取暖设备的家庭中，当地冬季的极端低温暴露对老年样本总体抑郁情绪有着更强的负面影响。但这种影响在抑郁情绪的三个不同维度上对两类人群均没有显著性差异。在没有任何取暖设备的家庭中，每年冬季的局部极端低温暴露会使抑郁量表得分年均增加 5.80%（而对有取暖设备家庭的影响仅为 2.31%）。此外，对于有取暖设备的家庭而言，这种负面影响的系数也不再显著。这意味着极端温度对中老年群体精神健康的危害更多地存在于没有任何适应性工具的群体中。

上述结果表明，空调和各类取暖设备能够有效地帮助中老年群体适应当地极端气温的暴露，改善中老年群体的抑郁症状。在美国等发达国家，空调已经成为必需品，更强的预防意识和更多的空调使用极大地降低了热浪期间人口的死亡率（McMichael et al.，2006）。许多环境领域的报告着重强调了空调等设备的使用对温室气体排放和气候变暖进程的负面影响，但是许多学者仍然忽略了空调等设备对脆弱群体精神健康的有利影响，而本节的实证结果恰恰提供了重要的支持证据，即空调和各类取暖设备对缓解当地极端温度对中老年群体抑郁情绪不利影响的重要积极作用。但是，将空调和供暖设备作为应对气候变化的适应性行为，可能是一把双刃剑。尽管扩展模型中的结果提供了重要证据，证明了空调和取暖设备对人类福祉的重要作用，但空调所带来的负面环境影响也不能忽略。较高的空调普及率会带来全球能源的高负荷，以及温室气体排放和空气污染暴露增加，从而加剧气候变化。因此，未来的趋势是使用更有效的非化石燃料（如电）资源，从而减少空调和加热设备对环境的危害，发挥其在提高个体适应性方面的作用（Watts et al.，2019）。

4.6.3 异质性分析

为了检验不同特征人群对局部极端温度反应的异质性，本节进一步研究了极端气温对个体精神健康影响的年龄差异、性别差异和城乡差异（见表4.5）。

表 4.5　异质性分析

变量	(1)	(2)	(3)	(4)	(5)	(6)
	60 岁以上	60 岁以下	男性	女性	农村	城市
极端高温暴露天数	0.007 0*	0.004 4	0.004 7	0.005 5	0.006 4*	0.004 6
	(0.004)	(0.003)	(0.003)	(0.003)	(0.004)	(0.003)
极端低温暴露天数	0.012 7***	0.009 8**	0.003 9	0.018 8***	0.012 1***	0.011 4
	(0.005)	(0.004)	(0.004)	(0.004)	(0.004)	(0.041)
降水量	−0.000 0	−0.010 3	−0.019 8	0.008 8	−0.011 2	−0.002 9
	(0.017)	(0.016)	(0.015)	(0.016)	(0.016)	(0.016)
风速	0.205 7	0.243 6	0.181 3	0.134 4	−0.020 2	0.301 3
	(0.233)	(0.194)	(0.197)	(0.204)	(0.220)	(0.194)
日照时长	−0.083 9	−0.092 8	−0.161 3	0.098 6	−0.006 0	−0.075 7
	(0.118)	(0.115)	(0.106)	(0.115)	(0.105)	(0.125)
相对湿度	−0.016 9	−0.037 8*	−0.023 4	−0.026 0	−0.008 0	−0.036 0*
	(0.021)	(0.021)	(0.020)	(0.020)	(0.022)	(0.018)

变量	（1）	（2）	（3）	（4）	（5）	（6）
	60 岁以上	60 岁以下	男性	女性	农村	城市
气压	0.038 5	0.039 9	0.030 0	0.053 3	0.038 0	0.052 9
	(0.043)	(0.040)	(0.040)	(0.040)	(0.053)	(0.034)
PM2.5	0.028 0*	0.023 8	0.032 7**	0.020 4	0.036 7**	0.026 3*
	(0.015)	(0.015)	(0.014)	(0.015)	(0.015)	(0.014)
观测值	19 992	21 291	19 551	21 728	16 383	24 900

注：（1）数据来源：CHARLS 2011 年、2013 年、2015 年调查数据。（2）所有标准误均为县/社区级别的聚类标准误差。（3）所有模型都包括所有控制变量以及个人、年份和城市固定效应。（4）所有模型都是固定效应模型。（5）所有模型均包含全套控制变量，即降水量、风速、日照时长、相对湿度、气压、PM2.5、年龄及其平方项、职业类型、受教育程度、ADL/IADL，自我控制报告的健康状况、慢性病状况、领取养老金、获得医疗保险、子女人数、儿子人数和 PCE（个人消费支出对数，不包括医疗支出）。（6）***、** 和 * 分别表示显著性水平为 1%、5% 和 10%。

首先，考虑到本章使用的中国健康与养老追踪调查（CHARLS）数据库中的受访者均为 45 岁及以上的中老年人，因此本节进一步研究了中年组（60 岁以下）和老年组（60 岁以上）的异质性。表 4.5 中的（1）至（2）列的结果表明，老年群体在应对局部极端高温和低温暴露时通常更脆弱。老年组局部极端高温暴露对抑郁量表得分的负面影响要高于中年组，并且极端高温暴露对于中年群体的不利影响也不再显著；局部极端低温暴露对所有人群均有显著的负面影响，但老年人群比中年人群更敏感和脆弱，负面影响也更大。值得注意的是，考虑到老年群体往往可能有更多的基础疾病或慢性疾病，以往的研究往往讨论了老年群体在气候变化过程中身体健康状况的脆弱性，而忽略了他们精神健康状况的脆弱性。

本节的研究结果证明，相较于中年群体，极端的温度会更为严重地恶化老年群体的精神健康状况，老年群体的精神健康情况也值得关注。不少文献和研究报告已经证明，因为在身体和精神上适应新气候条件的应对机制较少（Bourque and Willox，2014；Davies et al.，2009；Green et al.，2013），老年人被认为是最容易受到极端温度负面影响的群体之一（Haq，2017），他们在极端天气事件中的死亡风险也显著高于其他年龄群体（Diaz et al.，2002）。目前，中国已逐渐步入老龄化社会，且拥有世界上最大规模的老年人口（Zhong et al.，2016），因此，气候变化的不利影响与老年人特点之间的相互作用对健康和环境正义提出了巨大挑战。

其次，本节进一步考虑了性别差异，并发现局部极端气温暴露对男性和女性影响略有差异。具体而言，局部极端高温暴露对女性的边际效应略高于男性，但是这种性别差异性较小，并且在统计上并不显著。也就是说，表4.5中（3）至（4）列结果表明，局部极端高温暴露对男性和女性的精神健康威胁并没有明显的差异。但是，对于局部极端低温暴露而言，这种性别差异就比较显著，即女性更容易受到局部极端低温的影响，系数的边际效应是男性的4倍以上，而极端低温对男性抑郁情绪的负面影响在统计上也并不显著。

不论是在个体层面还是群体层面，女性和男性在适应气候变化带来的各项挑战上一直存在着较大的性别差异。以往的研究表明，女性在应对短期天气冲击和短期极端温度方面的脆弱性较高（Hayes et al.，2018；Watts et al.，2019；Zivin et al.，2018）。尽管男性和女性经历精神健康障碍的可能性都在增加，但女性患压力相关疾病和抑郁的风险显著高于男性（Hammen，2005；Olff et al.，2007）。个体适应气候变化的过程中往往需要更多关于天气警报和应对行为的关键信息。但是，特别是在发展中国家，女性获得这些信息和资源的机会往往是有限的，并且长期处于劣势，在决策中的话语权和发言权也会受到限制（McMichael et al.，2006；UNDP，2011）。由于这些原因，从气候变化带来的各类短期和长期冲击来看，女性往往更容易受到极端温度的影响。本节的结论也提供了更多实证层面的经验证据，即局部的极端低温暴露对女性精神健康造成的威胁远比男性更多，也进一步强调了女性在极端温度威胁下的脆弱性。但是值得注意的是，由于对极端气温定义的差异性，本节的实证结果很难直接与以前的研究结果相比较。以往的研究很少考察性别差异对局部温度相对变化的反应，以及极端高温暴露和极端低温暴露之间的差异。另外，目前无法确定部分性别差异实证估计结果过于细微的原因是否为计量软件和统计方法的缺陷，从而无法测度男性和女性之间的差异性。未来的研究可能还需要基于一个更大的数据库来识别对局部温度变化反映的性别差异。

最后，表4.5中（5）至（6）列的结果表明，农村居民和城市居民对当地极端温度的反应同样具有异质性，即农村地区的人口更容易受到局部极端温度的影响。局部极端高温暴露和低温暴露对农村老年群体抑郁症状水平的平均影响分别为2.15%和3.13%；而相应地对城市地区的影响在统计上也不再显著。这也证明了城市居民在适应当地极端气温暴露情况下的能力较高。

本节的结果进一步强调了气候变化背景下农村居民的脆弱性，因此在相应的政策干预措施设计过程中需要更多地向农村地区倾斜，更好地保护农村居民免受极端温度的不利影响。尽管我国近年来城市化进程飞速发展，但农村人口仍占中国总人口的 41.48%①，他们的人力资本积累和生产力水平在为我国提供自然资源、劳动力、人力资本等方面发挥着至关重要的作用，因此提升农村人口的精神健康水平对全面提升中国居民的整体健康水平具有重要意义，农村人口的福利水平对整个国家的平衡发展也至关重要。值得注意的是，由于农村地区的经济活动和社会发展高度依赖于生态系统的稳定运行，而生态系统往往是最直接也最易受到气候变化不利冲击的部门，因此农村人口的健康水平和社会经济水平也更容易受到极端天气事件和极端气温带来的巨大影响。此外，与城市人口相比，中国农村人口的社会经济地位相对较低，这意味着他们的社会资源较少，适应异常自然事件的能力也相对较低。现有的文献更多地关注自然灾害和短期天气冲击对农村地区的不成比例的不利影响（Fritze et al.，2008；Kessler et al.，2008），本节的结果对现有文献的结果作出了补充，并进一步强调长期缓慢的局部极端温度暴露对农村人口精神健康状态的不利影响也更为明显。

4.6.4　稳健性检验

为了验证本章结果的一致性和稳定性，本节将对基准模型和扩展模型中的指标构建、模型设定和识别方法进行丰富的稳健性检验。

首先，一个潜在的担忧在于个体和家庭迁移行为会使估计结果产生偏差。可以把个体的迁移行为同样视为一种较为极端的对气候变化的适应性行为和躲避行为（avoidance behaviors），具有一定适应性能力和社会资源的群体，在无法忍受频繁出现的极端气温冲击的情况下，会选择迁徙至更适宜居住的地方。为了解决这个问题，本节将样本限制在"过去一年中没有在另一个城市居住超过三个月"的群体，即非迁移样本。表 4.6 中面板 A 的结果表明，即使仅考虑没有发生过迁徙行为的样本，非移民群体的回归结果与基准回归中的结果非常相似，这表明移民动机（即使实际上是很小的）无法影响基准回归中主要的估计结果，这也证明了基准模型中此类行为引起的估计偏误是较小的。

---

① 数据来源于国家统计局发布的 2018 年《中国统计年鉴》。

表4.6　稳健性检验结果

变量	(1) CES-D 得分	(2) 躯体行为	(3) 消极情绪	(4) 积极情绪
面板 A：只保留非迁移样本				
极端高温暴露天数	0.008 4 ***	0.005 8 ***	0.002 0 *	0.000 6
	(0.003)	(0.002)	(0.001)	(0.001)
极端低温暴露天数	0.015 5 ***	0.010 2 ***	0.006 0 ***	-0.000 7
	(0.003)	(0.002)	(0.001)	(0.001)
面板 B：相对指标-0.7SD				
极端高温暴露天数	0.009 3 ***	0.007 4 ***	0.002 0	-0.000 1
	(0.003)	(0.002)	(0.001)	(0.001)
极端低温暴露天数	0.013 9 ***	0.009 3 ***	0.004 4 ***	0.000 2
	(0.003)	(0.002)	(0.001)	(0.001)
面板 C：相对指标日极值温度-1.96SD				
极端高温暴露天数	0.009 6 ***	0.006 7 ***	0.002 3 *	0.000 5
	(0.003)	(0.002)	(0.001)	(0.001)
极端低温暴露天数	0.010 3 ***	0.007 2 ***	0.005 2 ***	-0.002 2 *
	(0.004)	(0.002)	(0.002)	(0.001)
面板 D：绝对温度指标				
暴露天数（每日平均温度>30℃）	0.007 1	0.003 3	-0.001 5	0.005 2 **
	-0.008	-0.004	-0.003	-0.002
暴露天数（每日平均温度<0℃）	0.020 1 ***	0.016 1 ***	0.002 1	0.002 0
	(0.007)	(0.004)	(0.003)	(0.002)
面板 E：绝对温度指标				
暴露天数（每日平均温度<0℃）	0.001 8	-0.000 9	0.001 2	0.001 5
	(0.006)	(0.004)	(0.002)	(0.002)
暴露天数（0℃＜日平均温度≤10℃）	-0.000 6	-0.001 5	-0.000 8	0.001 7 *
	(0.003)	(0.002)	(0.001)	(0.001)
暴露天数（20℃＜日平均温度≤30℃）	0.001 1	-0.000 3	0.000 5	0.000 8
	(0.004)	(0.003)	(0.002)	(0.001)

变量	(1)	(2)	(3)	(4)
	CES-D 得分	躯体行为	消极情绪	积极情绪
暴露天数（每日平均温度>30℃）	0.022 5 **	0.015 9 ***	0.003 5	0.003 1
	(0.009)	(0.006)	(0.003)	(0.003)
面板 F：非线性温度指标				
40<低温暴露天数≤60	−0.021 2	0.105 6	−0.063 9	−0.063 0
	(0.139)	(0.089)	(0.053)	(0.044)
60<低温暴露天数≤80	0.188 3	0.304 2 ***	0.008 2	−0.124 2 **
	(0.158)	(0.101)	(0.060)	(0.050)
80<低温暴露天数≤100	0.282 9	0.329 7 ***	0.070 9	−0.117 7 **
	(0.182)	(0.117)	(0.069)	(0.056)
低温暴露天数>100	0.372 0 *	0.442 1 ***	0.065 0	−0.135 1 **
	(0.209)	(0.133)	(0.079)	(0.064)
60<高温暴露天数≤80	0.399 5 ***	0.209 6 **	0.235 0 ***	−0.045 1
	(0.144)	(0.095)	(0.057)	(0.041)
80<高温暴露天数≤100	0.707 2 ***	0.352 0 ***	0.410 7 ***	−0.055 5
	(0.164)	(0.108)	(0.065)	(0.046)
100<高温暴露天数≤120	0.836 5 ***	0.465 8 ***	0.452 2 ***	−0.081 6
	(0.190)	(0.125)	(0.074)	(0.054)
高温暴露天数>120	0.943 5 ***	0.581 6 ***	0.403 6 ***	−0.041 7
	(0.260)	(0.169)	(0.100)	(0.076)
面板 G：非线性温度指标				
高温暴露天数	0.006 8	0.011 2 **	0.000 6	−0.005 0 **
	(0.007)	(0.004)	(0.003)	(0.002)
高温暴露天数的平方	0.000 0	−0.000 0	0.000 0	0.000 0 **
	(0.000)	(0.000)	(0.000)	(0.000)
低温暴露天数	0.027 7 ***	0.017 4 ***	0.012 8 ***	−0.002 5
	(0.006)	(0.004)	(0.002)	(0.002)

续表

变量	(1)	(2)	(3)	(4)
	CES-D 得分	躯体行为	消极情绪	积极情绪
低温暴露天数的平方	-0.000 1***	-0.000 1***	-0.000 0***	0.000 0
	(0.000)	(0.000)	(0.000)	(0.000)
观测值	41 283	41 283	41 283	41 283

注：(1) 数据来源：CHARLS 2011 年、2013 年、2015 年调查数据。(2) 所有标准误均为县/社区级别的聚类标准误差。(3) 所有模型都包括所有控制变量以及个人、年份和城市固定效应。(4) 所有模型都是固定效应模型。(5) 所有模型均包含全套控制变量，即降水量、风速、日照时长、相对湿度、气压、PM2.5、年龄及其平方项、职业类型、受教育程度、ADL/IADL、自我控制报告的健康状况、慢性病状况、领取养老金、获得医疗保险、子女人数、儿子人数和 PCE（个人消费支出对数，不包括医疗支出）。(6) ***、** 和 * 分别表示显著性水平为 1%、5% 和 10%。

其次，考虑到在"极端气温暴露"的指标构建中可能存在的局限性和主观性，本节利用各种极端气温暴露指标的替代测度来检验基准回归的研究结果。第一，参考现有文献中估计每月天气变化对婴儿出生体重的影响时曾使用的定义（Andalón et al., 2016），将极端温度的阈值放宽到 0.7SD（见表 4.6 面板 B）。在此较为宽松的定义下，相较于基准模型中 1.96SD 的定义，估计系数的方向和显著性也与基准回归的结果非常类似。第二，相较于基准模型中的"日均温度"，即将"日均值温度"与历史同期温度的偏离作为计算依据；表 4.6 的面板 C 中使用了日极值温度（即每日最高/最低温度）作为计算依据，与相应的当地历史同期温度进行比较（计算极端高温暴露时使用日最高温度，计算极端低温暴露时使用日最低温度；其他设定与基准回归中的保持一致，依然使用 1.96SD 作为阈值），并据此定义"极端温度暴露日"。相应的估计结果也与基准模型的结果非常相似，具有一定的稳健性。

再次，为了与现有文献中关于极端温度和气候变化与健康的研究思路和识别策略保持一致，表 4.6 面板 D 至面板 E 在模型中利用绝对温度值的变化重新对"极端温度暴露"进行了定义，并尝试了多种指标设定方法。第一，参照大部分文献中的常见做法，面板 D 计算了过去一年中日均绝对温度在 30℃以上和 0℃以下的天数，分别作为"极端高温"和"极端低温"的暴露标准，随后重新对模型进行了估计。从绝对温度指标来看，每增加一天 0℃以下的低温暴露会使 CES-D 评分显著增加 0.020 1 单位，也同样强调了极端低温暴露的风险。该结果表明，与基准模型的回归结果相比，当基于绝对温度值定义极端温度标准时，系数的意义和方向仍然是稳定的；而点估计中的系数大小与基本模型相比增加了；此外，相较于极端高温暴露，极端低温暴露对抑郁情绪的影响仍然显示出更大的边际影响。第二，与大多数的文献一样，考虑到绝对温度的非线性，面板 E 对绝对温度值进行了分组，将绝对温度值分为 5 个组别分别进行讨论，即低于 0℃、0~10℃、10~20℃、20~30℃ 和 30℃ 以上。对于温度分组而言，与参考组（10~20℃，被视为较为舒适的温度区间）相比，只有极端高温（30℃ 以上）暴露天数的增加才会在统计上显著恶化精神健康状况。此外，随着温度水平变得更"极端"（即温度的逐渐升高），极端高温暴露带来的负面影响也会逐渐增大，系数的点估计值也显著增加，与预期相符。但是值得注意的是，以上基于绝对温度定义的极端气温指标并没有考虑到个体对局部环境的长期适应性，更多地强调客观温度的寒冷和炎热的影响。因此，稳健性检验中的结果与基本模型的具体估计数值可能存在少许的差异，也很难直接将估计系数的大小与基本模型中的结果进行比较。

最后，考虑到极端气温暴露与精神健康状态之间可能存在的非线性关系，本节进一步在基本模型的基础上重新定义了 8 个极端温度暴露程度的分组（表 4.6 面板 F，即将极端温度暴露天数值进行分组），以及加入了极端高温暴露天数和极端低温暴露天数的平方项（表 4.6 面板 G）。面板 F 和 G 的结果表明，即使考虑到可能存在极端气温暴露天数对个体中老年群体精神健康的非线性影响，基本模型中极端温度对精神健康的负面影响仍然存在。值得注意的是，在极端温度暴露程度的分组回归中（表 4.6 面板 F），估计系数的大小分别随着极端气温暴露天数的增加而增加，表现出单调的趋势，这一趋势在高温暴露时更为明显；当进一步控制暴露天数的平方项时（表 4.6 面板 G），局部极端低温暴露对精神健康状况的负面影响仍然存在，而高温暴露的影响在统计上不再显著。

上述稳健性检验的结果表明，本章的主要回归结果在多项稳健性检验中保持稳定和一致。

4.7 本章结论

尽管目前对极端温度影响的研究越来越多，但温度变化对精神健康的影响还没有得到足够的重视。现有的诸多研究已经证明温度的绝对变化与个体精神健康状况之间存在关联，较高的每日温度会引发更多的负面情绪，如紧张和恐惧等（Denissen et al.，2008），并增加精神类疾病的就诊次数等。而本章研究的结果进一步证明了极端温度的变化会影响人们的抑郁症状（无论变化的方向如何）。

本章利用大规模的微观入户调查数据和全国范围内的历史气象数据，揭示了长期暴露于当地极端温度对中国中老年人精神健康状况产生的累积性影响。基于温度变化的异质性和面板数据的丰富信息，研究发现特定地区局部相对极端温度变化，特别是极端低温暴露，显著恶化了我国中老年群体的抑郁情绪。具体来说，个体每增加一天的局部相对极端高温暴露，平均会增加 0.005 2 分的 CES-D 量表得分。基于样本年均极端高温暴露天数和 CES-D 量表均分，局部极端高温暴露会使样本的抑郁情绪年均增加 1.75%。对于极端低温暴露而言，每增加一天的局部极端低温暴露，个体的抑郁量表评分平均增加 0.011 6 分；年度局部极端低温暴露对样本抑郁量表得分的年平均影响为 0.89 单位，相当于使个体的平均抑郁量表得分增加了约 3.00%。值得注意的是，极端低温暴露的影响数值几乎是极端高温暴露的两倍，这也表明中老年群体精神健康对极端低温反应的敏感性更高，这也是以往很多文献中所忽略的。在抑郁症状的不同维度，极端温度更多地通过干扰和阻碍个体躯体活动从而威胁心理健康。此外，研究进一步证明了空调和各种类型的取暖设备能够有效地缓解极端气温带来的不利影响。而这种不利影响在不同的人群中有着高度的异质性，具体而言，老年人、女性和农村居民更容易受到极端气温暴露带来的负面冲击。

本章的研究结果与严（Yen et al.，2000）的研究一致，表明在极端温度的长期冲击下，相较于其他国家的抑郁症患者，中国人群的抑郁症状更多地反映在躯体障碍上。一种可能的解释是，极端的温度，无论是高温暴露还是低温暴露，都会给个体的日常活动带来许多不便，甚至有时会直接干扰人们的基本生活，例如入睡困难、注意力难以集中等。与此类躯体活动相比，消极情绪或积极反应可能是一种间接的、更深层次的情绪或神经紊乱。因此，消极情绪或积极反应这类情绪上的异常往往更难被发现。此外，值得注意的是，由于我国长期以来对精神疾病的污名化和精神健康保健资源不足，人们倾向于压制和容忍自身的精神异常症状。由于害怕被他人污名化，具有严重抑郁情绪的个体往往不太可能直接承认他们内心更深层次的消极情绪。因此，本章的结果可能低估了极端温度带来的影响。

本章的研究结果有两个重要的政策参考依据。第一，本章的研究结果进一步证明了在发展中国家推广空调和各项取暖设备的重要性，扩展模型的结果证明了空调和取暖设备有助于缓解长期以来的极端气温暴露给个体精神健康带来的威胁，也进一步强调了此类设备对于弱势群体提高对气候变化适应性能力的重要性。第二，气候变化对精神健康的不平等影响有可能加剧目前的健康和社会不平等。在4.6.3节的异质性分析中，研究结果显示老年人、女性和农村居民受到气候变化更为严重的影响。从政策角度看，患有慢性疾病、残疾、低收入的弱势群体需要更多的政策干预和适应工具以减轻气候变化的威胁。而这些干预措施不仅需要公共卫生体系更为完善的预警和保护系统，还需要更多的公共宣传和直接财政支助，急需社会各个部门的共同努力和支持。

本章和第3章共同完成了极端气温对我国中老年健康状况影响的研究，分别从精神健康状况（抑郁情绪）和身体健康状况（自评健康水平、日常活动障碍、慢性病患病情况和认知能力）两个维度全面分析了气候变化背景下极端气温暴露带来的健康后果（health outcome）。研究发现，不论是极端高温还是极端低温的暴露，都会从身体和精神两个层面对我国中老年群体的健康状况产生不利影响，但影响的类型和方式具有一定的差异性。具体而言：首先，极端高温暴露对个体不同维度的身体健康状况都有显著危害，且影响大小和显著性都要高于极端低温暴露；此外，不同季节的不同类型的极端气温暴露都会对中老年个体的身体健康状况产生负面影响，但不论是夏季还是冬季，极端高温的暴露对身体健康的负面影响依然是全面且显著的。其次，在个体的精神健康层面，对于样本中的中老年个体而言，极端低温暴露的影响数值几乎是极端高温暴露的两倍，这也表明中老年群体精神健康对极端低温的反应的敏感性更高。再次，空调和各种类型的加热取暖设备在提高中老年群体对极端气温暴露的适应性上有着重要意义；空调和取暖设备的使用极大地缓解了极端气温暴露给中老年群体身体健康和精神健康带来的负面影响。最后，不论是基于个体身体健康还是精神健康的视角考虑，由于缺乏更多的社会资源等，60岁以上的老年群体、女性和农村群体在极端气温暴露中都是更为脆弱的人群，极端气温对各个群体存在着不平等的影响。

同时，上述两章的研究中仍然存在一定的局限性，主要有以下几个方面：

首先，由于本研究所用的 CHARLS 数据库中没有提供具体的访问日期

（仅有 2015 年和最新发布的 2018 年数据中公布了具体的访问月份，2011 年和 2013 年的访问月份于后期更新发布，但都没有公布具体的访问日期），这使得第 3 章和第 4 章中无法将气象数据精确地与特定的访问日期进行匹配，从而无法对极端气温暴露对中老年群体的身体健康和精神健康的即时冲击与短期、中期和长期影响进行讨论和比较。因此，在本书关于身体健康和精神健康的研究中，主要计算了受访者过去一年中在所居住的特定城市的极端温度暴露天数。但是，根据 CHARLS 的传统，大部分的访问都集中于夏季（绝大部分的访问在 6—8 月进行，仅有极少数特殊样本需要在其他月份补充调查，附录中的附图 1 至附图 3 报告了 CHARLS 数据库中的访问月份分布）进行，这在一定程度上可以减轻这一局限性对模型估计产生的偏误。另外，基于 CHARLS 数据库中包含的丰富的身体健康指标、精神健康指标和认知能力指标，第 3 章和第 4 章通过构建多个测度指标，全方位地衡量了中老年群体的健康状况。但是必须承认，部分身体健康指标（包括自评健康状况、罹患慢性病状况和日常活动障碍）主要基于中老年个体受访者的自主回答，仍然存在一定的主观性，其准确性也可能受到其认知能力衰退的影响，与认知能力度量指标之间存在交叉影响，由此带来一定的测量误差问题。若后续 CHARLS 数据库中能够披露较为丰富和精确的访问日期，并公布每年调查中采集的血检信息指标（目前仅有部分年份披露，且血检数据的应答率仅在 60% 左右，可能存在一定的样本选择问题），就能够利用较为客观的血液检查指标（例如血糖指数、实测血压指数、多项血脂指标等）更真实地反映受访者的身体健康状况；同时与精确的气象数据相结合，从而更好地实现本研究中的因果识别过程，提高本研究中估计的准确性和稳健性。

其次，本研究在极端气温的度量上主要基于"局部相对极端气温"的定义，将当日均值气温与当地历史同期月均值温度的偏离程度定义为是否存在极端气温暴露。因此，该经验策略的关键识别假设是，在身体健康变量和精神健康变量的连续变化条件下，温度的变化与给定个体其他未观察到的精神健康决定因素无关。基于本研究的定义，"局部相对极端气温"的出现在本研究设计中被认为是外生性较强的变量。第一，因为在气候变化背景下，极端气温和强降水等天气事件的出现在很大程度上是不可提前预测的，特别是在气候变化过程中（Andalón et al., 2016；IPCC, 2014）；第二，基于第 3 章和第 4 章定义的"局部相对极端气温"，温度的局部变化程度比绝对温度值具有更强的外生性，因为它通过减去历史同期温度来刻画局部温度的偏离，从而控制了个体对居住地环境的预期值，并考虑了个体在长期生活居住的情况下对当地气温的适应程度；第三，第 3 章和第 4 章基于面板数据的固定效应模型，控制了包括空气污染变量在内的几乎所有可获取的气象学变量，并通过最小二乘虚拟变量（LSDV）估计对所有变量进行了均值离差处理，解决了不随时间变化的变量可能存在的内生性问题，从而在一定程度上解决了潜在的内生性问题。但是，不得不承认，即便基于这样的指标构建和模型设定，仍然无法完全控制所有与温度局部变化相关且可能直接影响个体身体健康和精神健康状况的其他变量，遗漏变量带来的估计偏误仍然可能对本研究的估计结果产生一定的影响。后续还需要更为精确且长期的气象数据库和样本量更大的中老年群体微观数据库，并尝试通过寻找工具变量或更为外生的冲击事件完成因果识别推断，从而对本研究的结果进行进一步的补充和验证。

最后，上述两章的研究结果为极端温度对中老年群体人力资本的长期积累影响提供了新的证据，有助于理解气候变化的社会成本和相关的健康不平等问题。但是必须承认的是，受限于数据的获取，本研究仅仅尝试利用微观个体层面拥有空调等适应性工具分析其对缓解极端气温负面影响的效果，仍然缺乏对其影响机制的深入分析和验证。局部地区的相对极端温度对慢性病、日常活动障碍、认知能力、抑郁、认知过程以及其他情绪和行为方面的复杂机制仍在研究中，还需要进一步的研究才能更加全面地了解气候变化带来的健康风险。此外，从证明空调等适应性工具在减轻极端温度的不利影响方面的宝贵作用的结果来看，相关政策应考虑推广基于可再生清洁能源的适应性工具，以及适用于发展中国家环境变化的其他技术。

5 极端气温对健康保险
购买行为的影响

5.1 引言

已有诸多研究从气候变化经济学、健康经济学、环境经济学、医学、公共卫生、环境科学等领域系统性地研究并论证了气候变化背景下极端气温、各类污染、自然灾害事件等对个体身体健康和精神健康的危害。如本研究第3章和第4章所述，极端气温通过直接和间接两种途径对身体健康产生影响：首先，较为严重的极端天气事件（例如烟雾、焚烧、热浪、飓风等）会直接威胁个体的生命安全，从而影响个体身体健康状况；其次，气候变化带来的极端天气事件通过破坏生态环境和地理地貌引起粮食减产，从而间接影响个体的身体健康状况。此外，近期的研究开始关注气候变化背景下身体健康状况与其他层面的影响之间的交互作用。具体而言，有学者提出气候变化的进程会通过影响社区层面的经济发展和社交活动引起身体健康的恶化（例如收入与健康的关系）；有学者则提出气候变化的进程同样会带来精神健康的恶化，由此影响个体的身体状况。从精神健康的角度看，主要的影响机制与身体健康非常类似，即主要的影响路径分为直接途径和间接途径（Berry et al.，2010）。气候变化不仅直接增加了个体受到精神创伤的频率和强度，而且直接增加了破坏地理环境的风险，从而增加个体的隔离感（Higginbotham et al.，2006）。此外，气候变化还将通过影响生理健康来影响精神健康，例如炎热环境下的生理应激反应；同时也会进一步影响社区层面的福利水平，例如带来经济损失和社区人口社会结构的变化。

本章在第3章和第4章对健康状况分析的基础上，基于健康人力资本的理论内涵，进一步扩展"健康"的定义和范围，讨论极端气温与健康风险认知和健康行为之间的关系。本章将基于我国大型保险公司重疾险参保大数据，结合保险数据库中记录的精确的时间和地点信息，与长期气象数据相匹配，将健康保险的参保行为作为一种重要的健康风险认知和健康行为的度量变量，以小型团体的重疾险参保行为为例，分析极端气温对健康风险认知和健康行为的影响。在拓展模型中，本章将结合具体的调查时间点数据，分析不同滞后天数下的极端气温暴露程度对健康保险参保行为的不同影响。此外，本章还将结合详细的保单信息和参保人员数据，探究极端气温对小型团体重疾险中参保、退保、续保和理赔等商业行为的影响大小和影响机制，全面识别极端气温对健康风险认知和健康行为的影响。本章也试图证明气候变化背景下的极端气温事件同样会对相对理性的小型团体风险认知状态和行为决策产生显著影响，并进一步验证了文献中对集体理性和行为决策机制的讨论，为文献中提出的关于小型团体在行为决策上具有个体性和非理性的特点，且有可能扩大或复制个体行为决策中存在的偏见的结论提供了经验证据。受限于本章数据，本章无法对团体内每个个体或决策者个人的健康风险认知态度予以测度和讨论，但是考虑到文献中强调的团体风险往往是群体内个体风险分布的平均数，团体风险分布的方差一般低于个体风险的方差（Hansen et al.，2005；Hanson，2005），本章对样本中小型团体风险认知和参保行为的度量和估计可能为个体风险认知影响的测度提供了一个下限。

在本章的设定中，保险购买行为，尤其是重疾险保险的购买行为，被视为一项重要的健康行为，以此反映健康素养水平和对当前健康状况的主要认知情况；同时，健康保险的购买行为也是健康风险认知状态的重要表征形式，健康保险的购买行为决策往往能够反映当前的风险认知偏好状态。尤其是在气候变化带来全方位、多维度健康风险的情况下，只有识别到此类健康威胁的风险厌恶者才会通过购买健康保险增加躲避行为和适应性行为以抵御风险，健康保险的购买行为恰恰反映了对该类健康风险的认知变化。本章也进一步扩展了现有文献中对极端气温与情绪变化、心理状况和风险认知偏好之间关系的研究，强调了气候变化带来的极端气温事件对健康风险认知和健康行为的重要影响。

5.2 数据来源

5.2.1 重疾险数据

本章所用数据为国内一家大型寿险和健康保险公司团体重疾险参保数据。该公司成立于 1996 年，业务范围全面涵盖人身保险、互联网财险、资产管理、企业年金、职业年金、医疗养老、健康管理、商业不动产等多个领域，覆盖了超过 90% 以上的中国人口。在过去的 25 年中，该公司在保险市场份额和资产方面位列中国前十大寿险公司，其核心业务来自公开市场，因此不集中在任何特定行业或地区，而公司的经营模式、成长路径、风险组合和业绩在中国保险市场具有较强的代表性。2012 年，已有 68 家人寿和健康保险公司以及 62 家财产和责任保险公司在中国保险市场开展业务，其中大多数保险公司在法律上有资格发行团体重疾险种，因此可以将其看作一个竞争程度较高的市场。

重疾险于 1983 年被首次提出，是一种损失发生型健康保险（Barnard，2004）。具体而言，只要被保险人认可的医院在保单有效期内首次诊断出所承保的疾病，即可支付全额保险金额。通常情况下，初次购买者会有 30～90 天的等待期。在该保险框架下，理赔金始终等于保险金额，并一次性支付给被保险人，理赔付款时不需要发生实际医疗支出或住院治疗。因此，重疾险不受其他医疗或健康保险中常见问题的影响，例如在私立医院和公立医院之间的选择。此外，值得注意的是，该产品是一种财务工具，而不是成本补偿工具。科克伦（Cochrane，1995）提出了一个时间一致的医疗保险计划：提供一次性付款，从而使那些长期患有严重疾病的人能够负担未来的医疗保险，此解决方案支持为患有严重疾病的被保险人提供重疾险作为健康保险的额外资金。2007 年，中国保险协会和中国医师协会发布了 25 种危重病的定义（见附录中的附表 3）。在本章所采用的数据集以及在中国重疾险保险市场的大多数案例中，保险公司均需严格遵循该指南中规定的危重病定义及范围，对重疾险保险产品进行设计、销售和理赔。在本章所使用的数据库中，所有团体保单均与该指南中列出的 25 种重大疾病的承保范围相同①。截至 2012 年，中国重疾险保险总保费规模已达到 406 亿元人民币，占健康保险保费的 38%，覆盖 9 000 多

---

① 本数据集的所有保险商业行为均发生在 2021 年重疾险新规发布之前。

万人（中国保险监督管理委员会，2013；Su，2013）。在中国的保险市场中，可以同时提供团体和个人重疾险保险；其中团体重疾险一般被认为是一种雇员福利，由雇主支付保险费，雇员的参保几乎没有经济成本。中国团体重疾险保险市场没有基于年龄、性别、职业、地区或其他可能的定价因素的风险分类限制。无论是新合同还是续签合同，保险人可以全权决定提供的价格，因此可以将该类保险市场看作商业性、竞争性和自主性很强的一类险种，不必考虑这种保险的风险划分、可得性和可及性等特性带来的其他问题（Eling et al.，2017；Jia and Wu，2018）。

本章的数据集包括保险公司用于做出承保和定价决策的所有信息（包括理赔记录）。由于保险公司和研究人员之间的信息不对称，虚假逆向选择的可能性将降至最低（Cohen and Siegelman，2010）。数据集涵盖 2008 年 1 月至 2013 年 6 月期间该公司销售的所有团体重疾险保单，以及 2008 年 1 月至 2012 年 8 月期间根据相应团体重疾险保单涉及的所有理赔信息[①]。

原始数据中的保单信息基于个体层面，即对于每个个体的保单条目，数据集提供：（1）保单信息，包括个人保单号、集团保单号、保险金额、保费、保单开始日期、到期日期和签发日期；（2）个体人口学信息，包括年龄、性别和职业风险类别[②]；（3）团体被保险人的人口统计信息，包括团体名称、团体位置和团体规模。此外，数据集还包含理赔金额和理赔单理赔日期（理赔信息主要发生于 2008 年 1 月至 2012 年 8 月）。在后续的数据清理中，考虑到团体险种在同一团体的个体中具有同质性，本章根据团体保单编号将个体保单内容进行了归类和合并，并计算了相应的人口学特征变量的团体均值[③]。同时，本章对构造的数据库中的变量进行了基本清理，更正了部分错误值和显著离群值，得到本章所用的数据库，共计 10 947 个团体重疾险保单。

考虑到团体保险的特性，本数据集中的团体重疾险非常接近集团成员的强制性参与保险。具体而言，根据保险公司的承保指引，对于人数不超过 50 人

---

① 理赔信息以电子方式实时记录，但受限于获取方式和时间，当获得本章数据时，2012 年 9 月至 2013 年 6 月的索赔信息尚不可用。在后面的分析中，为了避免潜在的截断问题，本章将 2012 年 8 月之后到期的保单的索赔状态编码为缺失值；因此，这些观察结果被排除在本章的回归中。

② 职业风险类别基于每个职业的发生事故的风险倾向，而不是疾病倾向。尽管反映疾病趋势的行业分类是一个更好的指标，但是很难获得这样的指标。

③ 所有集团均被视为独立实体，并拥有保险公司指定的唯一的集团参考代码。本章样本中的大多数集团都是独立公司。子公司、分公司或其他类型的经营单位独立购买保险单。本章遵循保险公司的做法，将所有实体视为独立的决策单位，因为它们购买的集团保单与其附属公司是分开的。

的小团体，参保比例必须达到 100% 才能签发团体保单。对于较大的群体，参保比例可降至最低 75%[1]。此外，团体重疾险保险的产品设计也将道德风险降到最低，因为一旦被保险的重大疾病被诊断出来，保险人就会全额支付保险金额，这避免了医疗费用保险中常见的过度使用问题（即事后道德风险）；考虑到预期收益很小，被保险人因参与重疾险而改变生活方式的动机微乎其微。由于重疾险索赔付款须遵循核实程序，即始终要求索赔人从保险公司批准的另一家医院获得关于诊断的第二意见，因此这也将大大降低索赔欺诈的风险。

5.2.2　气象数据

与第 3 章和第 4 章类似，本章的气象数据同样来源于美国国家海洋与大气中心（NOAA）气象在线数据库（CDO）的公开数据。CDO 免费向公众提供包括中国在内的全球历史天气和气候数据档案。这些数据包括每日、每月、季节和年度气温、降水、风力以及雷达数据[2]。其中，中国的原始数据来源于中国气象局采集的全国基准气象站的实时和历史气象资料[3]。随后，本章根据每个气象站的地理经纬度信息，将气象站划归为具体的地级市（如遇一个地级市存在多个气象站，则对气象数据进行均值化处理）。如果受访者所在的城市在气象数据库覆盖的城市内，则使用所在城市的气象数据；如果该城市不在气象数据库的覆盖范围内，参照文献中的做法，气象数据来源于距离城市中心 100 公里以内的观测站数据的加权平均值，其中权重是监测站到城市中心距离的倒数（Zhang et al.，2018；Zhang et al.，2017）。基于上述气象数据库，结合重疾险数据库中记录的精确日期（包括签约日期、理赔日期和退保日期等）和团体所在城市进行匹配。

在 5.5.3 节稳健性检验中，同样考虑了同期空气污染情况的潜在影响并将其作为控制变量进行讨论。本章主要利用空气污染指数（air pollution index，API）来衡量空气质量，并将其作为空气污染情况的代理变量，观测数据来自 2008—2013 年中华人民共和国环境保护部发布的《城市空气质量报告》，该数据仅覆盖了我国部分重点城市。在此期间，部分城市可能会从所在省份层面

---

[1]　大公司不太可能利用这一优势将高风险成员排除在集团保险范围之外，以保持低保费。团体重疾险是雇主自愿提供的雇员福利，如果保险费过高，雇主可以随时停止向所有雇员提供此类福利。团体重疾险产品的自愿和员工福利性质也将索赔少报的动机降至最低，旨在避免保费增加。

[2]　有关数据库的详细信息，请参考官方网站 https：//www.ncdc.noaa.gov/cdo-web/。

[3]　该原始数据现已可从国家气象科学数据中心直接获得，请参考官方网站 http://data.cma.cn/。

公布其他污染物的指数，但由于统计口径不同，本章并没有选取这部分数据，由此带来了 API 数值在部分城市和日期的缺失。本章讨论的重疾险参保大数据集中于 2008—2013 年，而我国官方从 2014 年起才开始公布基于 6 种污染物计算的空气质量指数（Air Quality Index，AQI），新加入的污染物为一氧化碳（CO）、臭氧和细颗粒物（PM2.5），并覆盖了全国大部分主要城市。因此为了减少 API 变量取值缺失带来的样本量损失，本章主要将 API 数值作为控制变量，在稳健性检验中考虑同期空气污染的影响效应。

此外，相较于个人在健康保险购买中的决策行为，团体内部进行健康保险购买决策时往往会进行团队内部的商议，需要一定的决策周期，参保、退保等行为很难在当天完成决策。因此，为了进一步识别决策周期内的气温状况对保险决策行为的影响，本章基于精确日期信息，构造了不同天数的滞后期（基准回归中构建了包括事件发生当天、滞后 5 天内、滞后 10 天内、滞后 20 天内和滞后 30 天内等五个时间区间，其他可能的滞后天数分类的情况将在稳健性检验中进行讨论），从而得到签约、理赔和退保行为发生当天以及特定时间区间内的气象数据，实现对滞后期内气温情况的描述。

5.3 描述统计分析

基于上述数据来源和清理过程，表 5.1 列出了包括重疾险保单信息、团体特征、气候环境变量等主要变量在内的基本统计特征。

表 5.1 主要变量的描述性统计表

变量	变量描述	观测值	均值	标准差
面板 A：重疾险保单信息				
保额	团体内每个参保人的平均保额	10 947	63 847.50	189 557.10
保费	团体内每个参保人的平均保费	10 947	148.17	477.02
年保费率	团体内每个参保人的平均年度费率	10 947	0.00	0.01
保单时长	团体保单平均持续时间	10 947	313.16	105.52
发生退保	1＝存在退保行为； 0＝不存在退保行为	10 947	0.36	0.48

变量	变量描述	观测值	均值	标准差
面板 B：团体信息				
团体规模	团体规模人数	10 947	367.43	1 390.35
性别比例	团体中女性占比	10 947	0.41	0.23
平均年龄	团体平均年龄	10 947	34.11	7.60
职业风险	团体平均职业风险	10 947	1.91	0.99
城市	城市代码	10 947	119.46	100.79
省份	省份代码	10 947	10.48	7.45
面板 C：气候环境变量				
气温	日均值温度	10 947	16.35	9.90
最高温度	日最高温度	10 947	20.88	10.02
最低温度	日最低温度	10 947	12.76	10.21
降水量	日累计降水量	10 947	2.96	9.22
风速	日均风速	10 947	2.49	1.35
日照时长	日照时长	10 947	5.34	5.34
相对湿度	相对湿度	10 947	68.97	16.78
相对气压	相对气压	10 947	998.56	34.91
极端高温日	=1，若日最高温度≥32.2℃	10 947	0.13	0.33
极端低温日	=1，若日最低温度≤0℃	10 947	0.13	0.33
气温分组	=1，若日均气温<0℃； =2，若 0℃≤日均气温<10℃； =3，若 10℃≤日均气温<20℃； =4，若 20℃≤日均气温<30℃； =5，若日均气温≥30℃	10 947	3.14	1.00
Z 值（*ztemp*）	通过计算偏离历史同期温度的程度	10 925	0.43	2.78

变量	变量描述	观测值	均值	标准差
极端高温暴露日	=1 若为极端高温暴露日，Z 值≥1.96	10 947	0.30	0.46
极端低温暴露日	=1 若为极端低温暴露日，Z 值≤ -1.96	10 947	0.18	0.39

面板 D：环境变量滞后期

变量	变量描述	观测值	均值	标准差
气温_5	过去 5 天温度的移动平均	10 947	13.54	8.09
气温_10	过去 10 天温度的移动平均	10 947	14.65	8.80
气温_15	过去 15 天温度的移动平均	10 947	15.04	9.07
气温_20	过去 20 天温度的移动平均	10 947	15.19	9.20
气温_25	过去 25 天温度的移动平均	10 947	15.28	9.26
气温_30	过去 30 天温度的移动平均	10 947	15.30	9.30
极端高温_5	过去 5 天极端高温天数	10 947	0.49	1.10
极端高温_10	过去 10 天极端高温天数	10 947	1.09	2.24
极端高温_15	过去 15 天极端高温天数	10 947	1.69	3.35
极端高温_20	过去 20 天极端高温天数	10 947	2.26	4.37
极端高温_25	过去 25 天极端高温天数	10 947	2.84	5.40
极端高温_30	过去 30 天极端高温天数	10 947	3.41	6.40
极端低温_5	过去 5 天极端低温天数	10 947	0.50	1.21
极端低温_10	过去 10 天极端低温天数	10 947	1.19	2.67
极端低温_15	过去 15 天极端低温天数	10 947	1.87	4.13
极端低温_20	过去 20 天极端低温天数	10 947	2.58	5.59
极端低温_25	过去 25 天极端低温天数	10 947	3.30	7.05
极端低温_30	过去 30 天极端低温天数	10 947	4.04	8.51

　　具体而言，面板 A 主要报告了该团体重疾险保单的主要内容，包括保额、保费、年保费率①、保单时长、退保情况的相关内容。可以看出，作为一项健康重疾险保单，样本中的平均保额为 63 848 元，保单平均时长为 313 天，具

---

① 保费率被定义为保费除以保额。

备重疾险保额高、以年度保单为主的特点。此外，样本中平均有 36% 的团体保单发生了理赔事件，由于理赔信息数据在时间跨度上存在缺失，后文将对发生理赔事件对基准回归的影响以及极端气温与重疾险理赔行为的关系进行详细讨论。

面板 B 则进一步描述了团体内部结构的主要特征，例如团体规模、性别比例、平均年龄、职业风险①、团体所在地的城市和省份等。可以看出，样本中团体的平均规模在 367 人左右，样本中大部分为小型团体，人数小于 50 人的团体约占样本的一半以上（附录中的附图 4 汇报了样本中团体规模分位数点取值情况），由于也包含规模较大的团体，因此样本规模的均值较大。为了排除极端值的影响，团体的规模人数在进行对数处理后放入模型（其分布详见附录中的附图 5）。此外，样本中包含的团体内平均约有 41% 的女性、平均年龄为 34 岁、职业风险的平均等级约为 2，属于职业风险较低的团体。

面板 C 报告了与重疾险参保数据库内的精确日期匹配后的气象数据的基本统计特征，本章将重点讨论气温变化的影响，包括日均温度、日极值温度以及不同标准下的极端高温、极端低温指标，但同时控制了日累计降水量、日均风速、日照时长、相对湿度和气压的变化情况，其数据来源与第 3 章和第 4 章相同。在稳健性讨论中，同样考虑了同期空气污染与健康保险购买行为的影响，其数据来源和描述将在 5.5.3 节稳健性检验中详细说明。

此外，考虑到团体的参保决策需要一定的时间，本章构造了不同滞后期时间段内的气温情况，面板 D 则汇报了分别在签约日期内滞后 5 天、10 天、15 天、20 天、25 天和 30 天的气温均值和极端气温事件的出现次数（其他可能的滞后天数将在稳健性讨论中进行讨论和验证）。其中，日均值气温分别计算了不同时间滞后期内气温的移动平均值，极端气温指标则分别计算了不同时间滞后期内出现该标准下极端高温日和极端低温日的累积天数。

5.4 计量实证模型

为了识别极端温度暴露对团体保险购买行为的影响，本章基于 2008—2013 年团体重疾险参保数据和精确日期内的气象数据，建立了如式（5.1）所示

---

① 根据保险公司的内部定义和划分，职业风险为分类变量，1 代表最安全的职业类型，6 代表最危险的职业类型。职业风险主要以职业发生事故的可能性来衡量，比如办公室职员为 1，而煤矿工人为 6。

的计量实证模型，同时控制了年度、月度和城市层面的固定效应。

$$\ln amount_{it} = \alpha_0 + \sum_{a=0}^{q} \beta_i TEMP_{t-a,\,i,\,c} + \alpha_1 W_{it} + \alpha_2 X_{it} + \eta_c + \gamma_m + \delta_y + \varepsilon_{it} \quad (5.1)$$

其中，下标 i 表示团体保单代码，t 表示时间代码，c 表示城市代码，m 表示月份代码，y 表示年份代码；$\ln amount_{it}$ 为基准回归中的结果变量，即对数形式的重疾险保单保额金额，表示该团体保单 i 在日期 t 签约时的保单金额值，并以对数形式放入回归模型；$\sum_{a=0}^{q} \beta_i TEMP_{t-a,\,i,\,c}$ 表示保单 i 在城市 c 签约日期 t 前 a 天的气温状况，本章将讨论不同滞后天数以及不同测度标准下的气温情况；W_{it} 表示影响团体重疾险签约情况的其他环境变量，例如降水量、风速、气压、污染等；X_{it} 表示其他团体特征和保单特征控制变量，例如团体规模大小、女性比例、职业风险等；η_c 是城市水平的固定效应；γ_m 和 δ_y 分别表示签约所处的月度固定效应和年度固定效应；ε_{it} 为随机扰动项；本章所关注的核心系数为 β_i，即表示当控制年份、月份和城市固定效应后，特定滞后时间区间内的气温状况对该日期下团体重疾险签约保单金额大小的影响。

本章的核心解释变量为 $\sum_{a=0}^{q} \beta_i TEMP_{t-a,\,i,\,c}$，即刻画在签订日期前不同滞后天数内的气温状况。根据第 3 章和第 4 章中对多种极端气温定义指标的讨论，本章也将在基准模型、扩展模型和稳健性检验中对气温的多种测度方式进行讨论。具体而言，在基准模型中，本章将参照传统文献对气温变量的处理方式，采用气温的绝对数值进行测度，即签约当日的日均值温度或滞后期内的移动平均计算后日均值温度。同时，与大多数文献中的处理方式类似，考虑到气温的非线性影响，本章将在基准模型中同时放入日均值温度及其平方项。与海耶斯和萨波赖恩（Heyes and Saberian，2018）的研究类似，因果识别和机制分析并不是本章所关注的焦点，本章将重点尝试将温度与情绪状态、决策、健康风险认知状态和健康行为联系起来，并为极端气温与健康保险购买行为的关系提供经验性证据。

5.5 实证结果

5.5.1 基准回归模型

表 5.2 汇报了基准模型的回归结果。在基准回归中，分别讨论了签约当

天、滞后 5 天、滞后 10 天、滞后 20 天和滞后 30 天的气温情况；表 5.2 的 (1)、(3)、(5)、(7)、(9) 列报告了将日均值温度分为 5 组（即低于 0℃、0℃~10℃、10℃~20℃、20℃~30℃ 和 30℃ 以上）并以最低温度组（即低于 0℃）作为参照组的回归结果；表 5.2 的 (2)、(4)、(6)、(8)、(10) 列报告了将日均值气温及其平方项作为连续变量放入模型中的回归结果；模型中均控制了签约日期的年份和月份控制变量及所在城市的城市固定效应，并汇报了稳健性标准误。

基准回归的结果表明，随着特定时间区间内日均值气温的升高，团体重疾险保单的签约保单金额在减少。具体而言，从气温的滞后天数上看，不论是气温分组还是考虑气温平方项的模型设定形式，签约当天的日均气温情况对团体重疾险签约保单金额的影响在统计上并不显著，也进一步说明了团体的保险购买行为往往需要一定的决策时间，签约当天和短期内的气温对决策行为本身的影响十分微弱。从气温的 5 个分组上看，不同的滞后期中，即滞后 5 天、10 天、20 天和 30 天的回归结果十分类似。结果显示，相较于最低温的参照组而言，气温的升高均会带来保单金额的显著性下降；但不同温度组对保单金额的影响数值大小差异不大，较高的气温组平均会使该团体重疾险保单保额下降约 10%；但当气温超过 30℃ 时①，这一影响在统计上不再显著。气温及其平方项的回归结果与气温分组的结果基本保持一致，气温及其平方项的系数在所有滞后天数的回归结果中均为负，表明当控制了城市、年份、月份的固定效应及所有控制变量后，随着气温的升高，团体重疾险保单的保额在下降，且随着气温的进一步升高，下降的幅度在逐渐缩小。

基准模型的回归结果也进一步验证了现有文献中关于温度与风险认知的讨论，即温度的升高会改变风险认知状态，投保人倾向于采取更为冒险和非理性的行为，从而减少了健康保险的购买行为。从理论上看，在气候变化和极端温度带来的健康威胁下，只有识别到此类威胁的风险厌恶者会更倾向于增加健康保险的购买以增加躲避行为和适应性行为，从而更好地抵抗极端气温的健康风险，冒险和非理性的行为才会表现在减少保险购买这一行为中，因此健康保险的购买行为恰恰反映了对该类健康风险的认知变化。

---

① 在滞后 5 天和滞后 10 天的回归中，由于日均值气温超过 30℃ 的样本数量较少，因此出现了完全共线性，无法汇报点估计系数。

表 5.2 基准模型的回归结果

变量	(1)	(2)	(3)	(4)	(5)	(6)	(7)	(8)	(9)	(10)
	结果变量：每个参保人的平均保额（Group average insurance amount per insured）									
	签约当天		滞后 5 天		滞后 10 天		滞后 20 天		滞后 30 天	
参照组：气温<0℃										
0℃~10℃	-0.000 6		-0.026 6		-0.034 0		-0.007 4		-0.027 4	
	(0.036)		(0.036)		(0.037)		(0.037)		(0.038)	
10℃~20℃	-0.049 0		-0.104 0**		-0.136 7***		-0.129 2***		-0.130 9***	
	(0.040)		(0.043)		(0.044)		(0.044)		(0.044)	
20℃~30℃	-0.013 6		-0.095 3*		-0.114 4**		-0.133 3**		-0.127 4**	
	(0.050)		(0.054)		(0.057)		(0.057)		(0.057)	
>30℃	-0.036 5		—		—		0.151 3		-0.098 8	
	(0.068)						(0.238)		(0.253)	
气温		-0.001 4		-0.002 6		-0.005 7**		-0.006 0**		-0.006 9***
		(0.002)		(0.003)		(0.003)		(0.003)		(0.003)
气温的平方		-0.000 3**		-0.000 4**		-0.000 3**		-0.000 3**		-0.000 3**
		(0.000)		(0.000)		(0.000)		(0.000)		(0.000)
降水量	0.000 4	0.000 3	0.000 6	0.000 7	-0.001 6	-0.001 4	-0.002 3	-0.001 9	-0.004 9	-0.004 3
	(0.001)	(0.001)	(0.002)	(0.002)	(0.002)	(0.002)	(0.003)	(0.003)	(0.003)	(0.003)

续表

结果变量：每个参保人的平均保额（Group average insurance amount per insured）

变量	签约当天		滞后5天		滞后10天		滞后20天		滞后30天	
	(1)	(2)	(3)	(4)	(5)	(6)	(7)	(8)	(9)	(10)
风速	-0.013 2*	-0.012 1*	-0.049 1***	-0.044 6***	-0.064 7***	-0.061 4***	-0.087 6***	-0.087 0***	-0.097 9***	-0.097 4***
	(0.007)	(0.007)	(0.013)	(0.013)	(0.015)	(0.015)	(0.017)	(0.017)	(0.018)	(0.018)
日照时长	-0.002 4	-0.002 1	-0.001 8	-0.001 4	-0.001 6	-0.001 0	-0.000 8	0.000 2	0.000 5	0.001 2
	(0.002)	(0.002)	(0.003)	(0.003)	(0.003)	(0.003)	(0.003)	(0.003)	(0.003)	(0.003)
相对湿度	-0.001 7***	-0.001 7***	-0.003 2***	-0.003 3***	-0.002 3**	-0.002 4**	-0.003 0***	-0.003 0***	-0.001 9	-0.001 9*
	(0.001)	(0.001)	(0.001)	(0.001)	(0.001)	(0.001)	(0.001)	(0.001)	(0.001)	(0.001)
年保费率	-0.274 2***	-0.279 2***	-0.274 1***	-0.279 9***	-0.273 8***	-0.279 6***	-0.274 5***	-0.280 0***	-0.277 1***	-0.280 6***
	(0.015)	(0.015)	(0.015)	(0.015)	(0.015)	(0.015)	(0.015)	(0.015)	(0.015)	(0.015)
保单时长	-0.001 0	-0.001 3	0.000 8	-0.000 6	0.001 4	0.000 0	0.002 6	0.001 3	0.002 8	0.001 5
	(0.013)	(0.013)	(0.013)	(0.013)	(0.013)	(0.013)	(0.013)	(0.013)	(0.013)	(0.013)
团队规模	-0.110 0***	-0.105 3***	-0.110 0***	-0.105 3***	-0.109 9***	-0.105 2***	-0.110 3***	-0.105 2***	-0.110 5***	-0.105 4***
	(0.005)	(0.005)	(0.005)	(0.005)	(0.005)	(0.005)	(0.005)	(0.005)	(0.005)	(0.005)
性别比例	-0.173 0***	-0.160 0***	-0.175 9***	-0.160 4***	-0.177 4***	-0.161 2***	-0.173 9***	-0.159 2***	-0.173 0***	-0.159 3***
	(0.029)	(0.029)	(0.029)	(0.029)	(0.029)	(0.029)	(0.029)	(0.029)	(0.029)	(0.029)
平均年龄	0.004 3***	0.004 0***	0.004 3***	0.004 1***	0.004 2***	0.004 1***	0.004 3***	0.004 1***	0.004 4***	0.004 1***
	(0.001)	(0.001)	(0.001)	(0.001)	(0.001)	(0.001)	(0.001)	(0.001)	(0.001)	(0.001)

续表

| 变量 | 签约当天 | | 滞后5天 | | 滞后10天 | | 滞后20天 | | 滞后30天 | |
	(1)	(2)	(3)	(4)	(5)	(6)	(7)	(8)	(9)	(10)
	结果变量：每个参保人的平均保额（Group average insurance amount per insured）									
平均年龄的平方	-0.000 1	-0.000 1	-0.000 0	-0.000 1	-0.000 0	-0.000 1	-0.000 1	-0.000 1	-0.000 1	-0.000 1
	(0.000)	(0.000)	(0.000)	(0.000)	(0.000)	(0.000)	(0.000)	(0.000)	(0.000)	(0.000)
职业风险	-0.133 9***	-0.128 9***	-0.134 5***	-0.129 8***	-0.133 7***	-0.130 3***	-0.133 7***	-0.130 5***	-0.134 0***	-0.130 4***
	(0.012)	(0.012)	(0.012)	(0.012)	(0.012)	(0.012)	(0.012)	(0.012)	(0.012)	(0.012)
常数项	9.923 3***	9.575 5***	10.081 6***	9.662 4***	10.106 7***	9.664 3***	10.193 4***	9.744 3***	10.152 7***	9.690 2***
	(0.158)	(0.252)	(0.165)	(0.256)	(0.169)	(0.260)	(0.171)	(0.264)	(0.174)	(0.263)
观测值	10 947	10 947	10 947	10 947	10 947	10 947	10 947	10 947	10 947	10 947

注：（1）数据来源：美国国家海洋与大气中心（NOAA）气象在线数据库（CDO）2007—2013年气象数据。（2）所有标准误均为稳健性标准误差。（3）所有模型都包括所有控制变量以及月度、年份和城市固定效应。（4）所有模型均包含全套控制变量，即降水量、风速、日照时长、相对湿度、气压、年保费率（对数形式），保单时长（对数形式）、性别比例、平均年龄（包括平方项）、职业风险等。（5）若日均气温<0℃，气温分组=1；若0℃≤日均气温<10℃，气温分组=2；若10℃≤日均气温<20℃，气温分组=3；若20℃≤日均气温<30℃，气温分组=4；若日均气温≥30℃，气温分组=5。（6）***、**和*分别表示显著性水平为1%、5%和10%。

值得注意的是，受限于保险大数据的获取，本章以小型团体重疾险的购买行为为例讨论了健康风险认知和健康行为与极端气温之间的关系。相较于个体行为决策，已有诸多文献对集体行为逻辑和行为理性进行讨论。传统文献中往往认为团体的行为决策会更加理性；然而已有越来越多的文献为集体理性和行为决策机制提供了新的理论基础和实证讨论，即认为团体行为均有可能减弱、扩大或复制个体行为决策中存在的偏见，即团体行为的"有限理性"（Baillon et al.，2016；Curşeu et al.，2013）。对于小型团体而言，行为决策的产生不取决于简单的多数意见的平均结果，而是往往与领导团队甚至主要领导人的风险认知偏好有关，因此这种"有限理性"可能更为显著。

而本节基准回归的结果也进一步证明，在受到短期高温冲击下，小型团体的行为决策过程也会出现类似于个体的决策偏误，存在一定的非理性，其风险认知状态容易受到影响，更加倾向于选择冒险和非理性的行为，从而减少重疾险保险金额的购买。这一回归结果进一步为文献中有关集体理性和个体理性之间的关系提供了新的经验证据，即集体的理性行为往往受到诸多条件的限制和挑战，与团体规模、团体内部结构、人际关系、认知差距、成本收益比等诸多情况息息相关（Lim et al.，2014；List，2005；Louis et al.，2004；Schlozman et al.，1995）。而小型团体往往也会复制或扩大个体在保险决策的偏误（Baillon et al.，2016），也正如基准回归的结果所示，短期高温冲击显著地改变了小型团体内部的平均风险认知偏好，导致非理性行为的发生。

5.5.2 扩展回归模型

在扩展模型中，为了验证基准回归结果的严密性和一致性，本节进一步讨论了温度是否对健康保险购买过程中的其他重要行为有干扰性影响，并尝试对极端气温与保险购买的影响机制加以讨论和分析。

首先，表5.3汇报了极端气温对该重疾险理赔情况的回归结果。在气候变化经济学的诸多文献中已经论证了气温会对个体的身体健康产生直接和间接的影响，由此可能导致保险购买需求的增加，即考虑到极端气温对真实健康状况产生了危害，从而增加了健康保险的购买（而非风险认知态度的改变）。因此，本节结合了团体重疾险数据库中的理赔信息，讨论一定时间内极端气温的暴露是否增加了疾病的发生从而起了重疾险的理赔事件发生，并对这一可能性加以验证①。考虑到重疾险覆盖的危重疾病中存在诸多慢性病和危重病，从患病到最终发病再到实现理赔的周期较长，表5.3也相应地构造了过去半年和过去一年两个较长时间的滞后期（笔者也同样尝试了多个可能的滞后周期，结果与此非常类似，故略去②，以半年期和一年期的滞后期为例加以讨论），从而考虑气温对健康可能的长期的累积负面效应，最终可能引起重疾险的理赔事件。此外，基于数据库中丰富的理赔信息，本节构造了3个与理赔事件相关的结果变量以便进行交叉验证，即该团体保单中是否存在理赔事件（0-1虚拟变量）、该团体保单中的理赔次数（counts）以团体理赔频率（freq），从而从团体内部理赔发生概率、理赔发生规模和理赔发生频率三个维度更加全面地讨论较长时间内气温对重疾险理赔事件的潜在影响。与基准模型中的设定相同，为了考虑气温的非线性影响，在气温的测度上本节也分别讨论气温的分组形式和连续变量及其平方项的模型设定。表5.3的回归结果表明，不论是在签约日期半年还是一年的滞后期内，气温对团体重疾险理赔情况的发生概率、强度和频度都没有显著性影响，并且该结果在两种非线性模型设定下（即气温分组及其平方项设定）均保持稳健。由此可以进一步验证，气温对危重病的发生以及重疾险理赔事件的发生并没有产生直接影响，也验证了该团体保险中不存在明显的道德风险事件，基准模型中极端气温对重疾险购买行为的影响并非通过危害团体内部的实际健康状况的渠道进行传递，主要的影响渠道可能还是气温对于个体和小型团体健康风险认知的改变，由此引起了健康行为决策的改变。

其次，表5.4进一步讨论了极端气温对该团体重疾险退保行为的影响，对基准模型的回归结果进行了补充和验证。基于数据库中该重疾险保单的退保行为及精确的退保日期，本节将退保当天及不同滞后期内的气象数据加以匹配，计算了基于退保事件发生的特定滞后期内的气温状况，从而进一步探究极端气温是否对退保行为有所影响，从另一个角度讨论高温的暴露是否增加了小型团体的非理性行为。在退保行为的定义上，本节主要依据参保数据库中保单的存续时长进行讨论，由于该重疾险基本为年度保险（极少数保单为半年期或月度），因此将保单存续天数存在异常（如显著少于300天）定义为存在退保行为。在气温的度量上，除了进一步沿用基准模型中两种非线性设定外，表5.4

---

① 由于理赔数据存在缺失，因此在模型中讨论理赔信息时样本量缩小至6 638。

② 如有需要，请向笔者索取。

中加入了"极端高温日"和"极端低温日"的度量。具体而言，根据美国国家海洋与大气中心（NOAA）的定义，分别将"当日最高温度高于 32.2℃"和"当日最低温度低于 0℃"的日期定义为"极端高温日"（heatwave）和"极端低温日"（coldwave）。据此标准，进一步计算在退保当日是否为"极端高温日"和"极端低温日"，并计算在相应滞后期内存在"极端高温日"和"极端低温日"的天数（气温的不同定义标准也将在 5.5.3 节稳健性检验中进一步讨论和总结）。表 5.4 中的结果表明，从极端高温日的角度看，随着特定滞后期内极端高温天数的增加，退保行为的发生概率也会增加，从而引发退保行为的增加。此外，值得注意的是，与基准回归中保险的购买行为不同，退保当天的温度状况对退保行为的发生有较为显著的影响。由此对基准回归中的结果进行了补充和交叉验证，即高温会对个体和小型团体的健康风险认知产生影响，投保人会更倾向于采取较为冒险的行为，由此引发较不理性的行为发生，即减少保险购买或甚至团体退保。而相较于购买保险的决策，退保是一项更为冲动和冒险的行为，当天的短期气温冲击会即时地影响小型团体的风险认知和行为决策，这进一步强化了基准回归中的结论。

最后，表 5.5 和表 5.6 对极端气温与保险购买之间的潜在机制进行了分析。

具体而言，表 5.5 试图通过团体规模和职业风险两个可能的渠道进行分析，即当团体规模增加、人数增多时，相较于小型团体，较大规模的团体行为可能会更加趋于理性和保守，受到外界环境的冲击和干扰可能较小；而对于职业风险较高的团体而言，团体重疾险的购买行为可能会成为一种"必须"，而较少地受到短期内极端气温的影响。值得注意的是，"职业风险"的测度主要基于保险公司内部的定义和划分，主要以职业发生事故的可能性来衡量（而非团体主观的风险认知态度，故只能作为健康风险认知变量的间接验证），其中，1 代表最安全的职业类型，6 代表最危险的职业类型，比如办公室职员为 1，而煤矿工人为 6。表 5.5 主要通过构造气温与团体规模、职业风险的交互项并将团体规模和职业风险作为控制变量放入回归模型[①]，与未考虑交互性影响的基准模型回归结果进行对比，以分析这两种可能渠道带来的中介效应。其中，（1）、（4）、（7）、（10）、（13）列中放入了基准模型中的回归结果作为

---

① 为了模型设定的简便并降低估计过程的识别难度，仅考虑气温变量为连续变量时构建交互项的情况，不再加入气温分组变量及其平方项。

表 5.3 扩展模型：考虑理赔信息的回归结果

变量	(1)	(2)	(3)	(4)	(5)	(6)	(7)	(8)	(9)	(10)	(11)	(12)
	结果变量：理赔信息											
	过去半年						过去一年					
	是否存在理赔 (0-1)		平均理赔次数 (count)		团体理赔频率 (freq)		是否存在理赔 (0-1)		平均理赔次数 (count)		团体理赔频率 (freq)	
参照组：气温<0℃												
0℃~10℃	0.030 6		0.010 7		0.051 1		-0.578 4		-0.063 0		-5.312 7	
	(0.244)		(0.142)		(0.300)		(1.360)		(0.119)		(4.705)	
10℃~20℃	-0.172 4		-0.054 6		-0.225 1		-0.569 0		-0.180 9		-5.827 7	
	(0.304)		(0.140)		(0.486)		(1.423)		(0.176)		(4.933)	
20℃~30℃	-0.024 1		0.044 8		-0.501 9		0.037 2		-0.361 2		-5.040 7	
	(0.363)		(0.163)		(0.486)		(1.522)		(0.249)		(4.896)	
>30℃	-0.327 7		-0.066 3		-1.107 5		-0.119 9		-0.518 9**		-5.801 7	
	(0.465)		(0.155)		(0.688)		(1.728)		(0.258)		(4.956)	
气温		0.043 6		-0.002 6		-0.032 4		0.001 6		0.026 8		-0.467 0
		(0.032)		(0.017)		(0.055)		(0.102)		(0.032)		(0.344)
气温的平方		-0.001 5		0.002 6		-0.002 2		0.000 6		-0.007 9		0.059 9
		(0.002)		(0.002)		(0.002)		(0.027)		(0.008)		(0.058)

续表

变量		结果变量：理赔信息										
		过去半年						过去一年				
		是否存在理赔 (0-1)		平均理赔次数 (count)		团体理赔频率 (freq)		是否存在理赔 (0-1)		平均理赔次数 (count)		团体理赔频率 (freq)	
		(1)	(2)	(3)	(4)	(5)	(6)	(7)	(8)	(9)	(10)	(11)	(12)
常数项		-23.825 0***	-24.586 5***	-2.490 6***	-2.538 1***	-4.591 0***	-4.458 8**	-24.568 4***	-24.693 0***	-2.901 1***	-3.632 9***	-1.171 4	1.808 7
		(2.113)	(2.139)	(0.726)	(0.844)	(1.723)	(1.792)	(2.873)	(3.312)	(0.928)	(1.302)	(5.204)	(6.314)
观测值		6 638	6 638	6 638	6 638	6 638	6 638	6 638	6 638	6 638	6 638	6 638	6 638

注：（1）数据来源：美国国家海洋与大气中心（NOAA）气象在线数据库（CDO）2007—2013 年气象数据。（2）所有标准误均为稳健性标准误差。（3）所有模型都包括所有控制变量以及月度、年份和城市固定效应。（4）所有模型均包含全套控制变量，即降水量、相对湿度、气压、风速、日照时长、平均年龄（包括平方项）、职业风险等级等。（5）若日均气温<0℃，气温分组=1；若 0℃≤日均气温<10℃，气温分组=2；若 10℃≤日均气温<20℃，气温分组=3；若 20℃≤日均气温<30℃，气温分组=4；若日均气温≥30℃，气温分组=5。（6）***、** 和 * 分别表示显著性水平为 1%、5% 和 10%。

均年度费率（对数形式）、平均团体规模（对数形式）、平均保单时长（对数形式）、平均性别比例、

表 5.4 扩展模型：考虑退保信息的回归结果

变量	(1)	(2)	(3)	(4)	(5)	(6)	(7)	(8)	(9)	(10)	(11)	(12)	(13)	(14)	(15)
	退保当天			滞后 5 天			滞后 10 天			滞后 20 天			滞后 30 天		
	结果变量：是否存在退保行为（Whether the group cancelled the policy)														
参照组：气温<0℃															
0℃~10℃	-0.309 8			-0.056 8			-0.427 2			-0.418 7			-1.070 4**		
	(0.192)			(0.162)			(0.695)			(0.512)			(0.543)		
10℃~20℃	-0.404 4**			-0.274 2**			-0.541 2			-0.636 4			-1.335 8**		
	(0.161)			(0.108)			(0.684)			(0.496)			(0.527)		
20℃~30℃	-0.389 1**			-0.066 8			-0.499 5			-0.456 7			-1.076 6**		
	(0.152)			(0.085)			(0.683)			(0.494)			(0.526)		
>30℃	-0.214 4			—			-0.334 3			-0.381 0			-1.024 8**		
	(0.137)						(0.678)			(0.488)			(0.521)		
气温		0.003 5			0.003 7			0.000 3			0.004 3			0.006 1	
		(0.004)			(0.005)			(0.005)			(0.005)			(0.005)	
气温的平方		0.003 3***			0.005 8***			0.006 7***			0.005 8***			0.005 5***	
		(0.001)			(0.002)			(0.001)			(0.001)			(0.001)	

续表

变量	退保当天 (1)	(2)	(3)	滞后5天 (4)	(5)	(6)	滞后10天 (7)	(8)	(9)	滞后20天 (10)	(11)	(12)	滞后30天 (13)	(14)	(15)
	结果变量：是否存在退保行为（Whether the group cancelled the policy）														
极端高温日			0.232 7**			0.090 2***			0.034 9**			0.015 1*			0.012 1**
			(0.091)			(0.029)			(0.015)			(0.008)			(0.006)
极端低温日			0.018 2			0.029 0			0.013 3			-0.000 5			-0.001 1
			(0.094)			(0.030)			(0.014)			(0.007)			(0.005)
常数项	-0.310 6	-0.306 5	-0.264 3	-0.208 9	-0.382 0	-0.336 6	0.122 1	0.068 6	0.055 5	0.686 1	0.484 4	0.551 2	0.617 5	0.330 9	0.367 5
	(0.578)	(0.572)	(0.574)	(0.615)	(0.606)	(0.609)	(0.639)	(0.629)	(0.636)	(0.654)	(0.646)	(0.655)	(0.671)	(0.660)	(0.670)
观测值	10 947	10 947	10 947	10 947	10 947	10 947	10 947	10 947	10 947	10 947	10 947	10 947	10 947	10 947	10 947

注：（1）数据来源：美国国家海洋与大气中心（NOAA）气象在线数据库（CDO）2007—2013年气象数据。（2）所有标准误均为稳健性标准误差。（3）所有模型都包括所有控制变量以及月度、年份和城市固定效应。（4）所有模型均包含全套控制变量，即降水量、气压、平均年度费率（对数形式），平均团体规模（对数形式），年份性别比例，职业风险等级等。（5）若日均气温<0℃，气温分组=1；若0℃≤日均气温<10℃，气温分组=2；若10℃≤日均气温<20℃，气温分组=3；若20℃≤日均气温<30℃，气温分组=4；若日均气温≥30℃，气温分组=5。（6）***、**和*分别表示显著性水平为1%、5%和10%。

表 5.5 扩展模型：机制分析——职业风险/团体规模（交互项）

结果变量：每个参保人的平均保额（Group average insurance amount per insured）

变量	签约当天			滞后5天			滞后10天			滞后20天			滞后30天		
	(1) 基准模型	(2) 职业风险	(3) 团体规模	(4) 基准模型	(5) 职业风险	(6) 团体规模	(7) 基准模型	(8) 职业风险	(9) 团体规模	(10) 基准模型	(11) 职业风险	(12) 团体规模	(13) 基准模型	(14) 职业风险	(15) 团体规模
气温	-0.0017	-0.0014	-0.0017	-0.0035	-0.0028	-0.0034	-0.0065 **	-0.0055 **	-0.0066 **	-0.0070 ***	-0.0059 **	-0.0070 ***	-0.0078 ***	-0.0067 **	-0.0078 ***
	(0.002)	(0.002)	(0.002)	(0.003)	(0.003)	(0.003)	(0.003)	(0.003)	(0.003)	(0.003)	(0.003)	(0.003)	(0.003)	(0.003)	(0.003)
风险_气温		0.002 0			0.004 0 *			0.005 2 **			0.005 6 ***			0.005 1 **	
		(0.002)			(0.002)			(0.002)			(0.002)			(0.002)	
规模_气温			-0.000 2			-0.000 9			-0.000 9			-0.000 8			-0.000 4
			(0.001)			(0.001)			(0.001)			(0.001)			(0.001)
团体规模	-0.109 9 ***	-0.109 7 ***	-0.109 7 ***	-0.110 0 ***	-0.109 7 ***	-0.109 3 ***	-0.109 9 ***	-0.109 4 ***	-0.109 2 ***	-0.109 9 ***	-0.109 4 ***	-0.109 3 ***	-0.110 2 ***	-0.109 7 ***	-0.109 9 ***
	(0.005)	(0.005)	(0.005)	(0.005)	(0.005)	(0.005)	(0.005)	(0.005)	(0.005)	(0.005)	(0.005)	(0.005)	(0.005)	(0.005)	(0.005)
职业风险	-0.134 1 ***	-0.135 8 ***	-0.134 1 ***	-0.134 7 ***	-0.138 1 ***	-0.134 8 ***	-0.135 2 ***	-0.139 5 ***	-0.135 3 ***	-0.135 3 ***	-0.140 0 ***	-0.135 4 ***	-0.135 3 ***	-0.139 6 ***	-0.135 3 ***
	(0.012)	(0.012)	(0.012)	(0.012)	(0.012)	(0.012)	(0.012)	(0.012)	(0.012)	(0.012)	(0.012)	(0.012)	(0.012)	(0.012)	(0.012)
常数项	9.923 1 ***	9.920 3 ***	9.922 8 ***	10.066 5 ***	10.059 5 ***	10.064 4 ***	10.100 7 ***	10.089 4 ***	10.099 1 ***	10.214 0 ***	10.197 4 ***	10.213 9 ***	10.181 4 ***	10.166 0 ***	10.181 3 ***
	(0.156)	(0.157)	(0.156)	(0.164)	(0.164)	(0.164)	(0.168)	(0.168)	(0.168)	(0.171)	(0.171)	(0.171)	(0.173)	(0.173)	(0.173)
观测值	10 947	10 947	10 947	10 947	10 947	10 947	10 947	10 947	10 947	10 947	10 947	10 947	10 947	10 947	10 947

注：（1）数据来源：美国国家海洋与大气中心（NOAA）气象在线数据库（CDO）2007—2013年气象数据。（2）所有标准误均为稳健性标准误差。（3）所有模型都包括所有控制变量，年份和城市固定效应。（4）所有模型均包含全套控制变量，即降水量、风速、日照时长、相对湿度、气压、平均年度费率（对数形式）、平均团体规模（对数形式）、平均保单时长（对数形式）、平均性别比例、平均年龄（包括平方项）、职业风险等级等。（5）若日均气温<0℃，气温分组=1；若0℃≤日均气温<10℃，气温分组=2；若10℃≤日均气温<20℃，气温分组=3；若20℃≤日均气温<30℃，气温分组=4；若日均气温≥30℃，气温分组=5。（6）***，**和*表示显著性水平分别为1%，5%和10%。

表 5.6 扩展模型：机制分析——保单持续时长

结果变量：保单持续时长（group policy duration）

变量	签约当天		滞后5天		滞后10天		滞后20天		滞后30天	
	(1)	(2)	(3)	(4)	(5)	(6)	(7)	(8)	(9)	(10)
参照组：气温<0℃										
0℃~10℃	0.045 8**		0.008 7		0.011 8		0.023 9		0.023 1	
	(0.019)		(0.019)		(0.020)		(0.020)		(0.020)	
10℃~20℃	0.036 0		-0.000 5		0.003 2		0.023 9		0.020 7	
	(0.027)		(0.028)		(0.029)		(0.030)		(0.029)	
20℃~30℃	0.054 3		-0.100 6***		-0.037 4		0.015 1		0.003 1	
	(0.035)		(0.037)		(0.039)		(0.042)		(0.042)	
>30℃	0.015 2		—		—		0.130 9		-0.076 0	
	(0.053)						(0.127)		(0.141)	
气温		-0.000 8		0.001 2		-0.000 3		0.000 7		0.001 2
		(0.001)		(0.002)		(0.002)		(0.002)		(0.002)
气温的平方		-0.000 7***		-0.001 1***		-0.000 9***		-0.000 9***		-0.000 8***
		(0.000)		(0.000)		(0.000)		(0.000)		(0.000)
常数项	5.593 9***	5.662 3***	5.552 2***	5.562 1***	5.450 1***	5.474 0***	5.325 1***	5.346 5***	5.239 4***	5.250 4***
	(0.098)	(0.097)	(0.104)	(0.102)	(0.111)	(0.109)	(0.117)	(0.116)	(0.123)	(0.122)
观测值	10 947	10 947	10 947	10 947	10 947	10 947	10 947	10 947	10 947	10 947

注：（1）数据来源：美国国家海洋与大气中心（NOAA）气象在线数据库（CDO）2007—2013年气象数据。（2）所有标准误均为稳健性标准误差。（3）所有模型都包括所有控制变量以及月度，年份和城市固定效应。（4）所有模型均包含全套控制变量，即降水量、风速、日照时长、相对湿度、气压、平均年度费率（对数形式）、平均保单时长（对数形式）、平均性别比例、平均年龄（包括平方项）、职业风险等级等。（5）若日均气温<0℃，气温分组=1；若0℃≤日均气温<10℃，气温分组=2；若10℃≤日均气温<20℃，气温分组=3；若20℃≤日均气温<30℃，气温分组=4；若日均气温≥30℃，气温分组=5。（6）***、** 和 * 分别表示显著性水平为1%，5%和10%。

参照和对比，（2）、（5）、（8）、（11）、（14）列报告了加入气温与职业风险交互项时不同滞后天数的回归结果，（3）、（6）、（9）、（12）、（15）列则报告了加入气温与团体规模交互项时不同滞后天数的回归结果（加入交互项回归时，同时保留了主要变量作为控制变量）。表 5.5 的结果表明：对于加入团体规模交互项的回归结果而言，气温变量的系数和方向与基准回归中的主要结果基本保持一致，即高温会带来重疾险保单金额的减少；但是在所有滞后天数的回归组中交互项本身的系数均不显著①，也意味着极端气温对团体重疾险购买行为的影响在不同规模的小型团体中不存在显著差异；气温与保险购买行为的影响并不通过团体规模这一路径传递，在样本包含的小型团体中，极端气温的暴露对于不同规模的小型团体的健康风险认知影响没有显著性差异，不会带来健康保险参保行为的变化。对于加入职业风险交互项的回归结果而言，所有滞后天数的回归组中气温变量的系数和方向也与基准回归中的主要结果基本保持一致，但是职业风险交互项的系数在滞后 10 天、20天和 30 天的回归中均显著为正，与气温变量的方向相反②；由此表明相较于风险较低的职业，职业风险较大的团体购买重疾险的行为受到极端气温暴露的影响较小，也进一步验证了之前的假说，即职业风险较高的团体可能具有较强的风险厌恶特性，团体重疾险的购买行为可能会成为一种"必须"，短期的极端气温冲击很难影响其风险认知态度，从而不会改变相关的行为决策。与预期一致，职业风险是极端气温影响健康保险购买行为可能的渠道之一。

表 5.6 以"保单持续时长"为新的结果变量③重复了基准回归中的实证回归模型，同时讨论了气温和气温平方项在签约日期及若干组滞后天数内的影响情况，试图从另一个角度探究极端气温暴露对保险购买行为的影响是否是通过改变保单时长这一渠道传导的。由于"保单持续时长"并非前定变量，而是团体重疾险保单的特征之一，作为参保行为的选择结果之一反映了参保决策本身的特点和行为结果，也是小型团体健康风险认知变化的表征之一，因此不适用于与气温变量构造交互项来检验中介效应；因此将其作为结果变量，考虑气

---

① 团体规模变量本身的系数为负，主要因为样本中相对规模较大的小型团体在购买健康保险时保单本身的保额较低。

② 职业风险变量本身的系数为负，主要因为样本中职业风险较高的小型团体在购买健康保险时保单本身的保额较低、保费较高。

③ 以对数形式进入回归模型。

温对保单期限的影响，并进一步讨论气温是否通过影响小型团体选择长期保单或短期保单来影响健康保险保单金额的大小。表5.6的结果显示，短期内的极端气温的暴露对小型团体购买的重疾险保单的持续时长没有显著影响，气温并非通过直接对保单期限产生显著影响来改变签约的保单金额。具体而言，对于气温的分组而言，相较于温度较低的气温分组（0℃以下），在保单签约当天和不同的滞后天数下，高温对保单的持续时长并没有显著影响；对于气温及其平方项而言，在所有的滞后天数中仅有平方项是显著的，说明绝对温度的上升与签约保单的持续时长也没有统计上的显著关系。由此可以表明，一定时间内的极端气温暴露对团体重疾险保单保额的显著影响并不是通过改变保单持续时长这一渠道传导的。

5.5.3　稳健性检验

为了验证本章结果的一致性和稳定性，本节将对基准模型和扩展模型中的指标构建、模型设定和识别方法进行丰富的稳健性检验。

首先，考虑到在气温指标构建中可能存在的局限性和主观性，本节利用各种极端气温暴露指标的替代指标来检验基准回归的研究结果。第一，加入了"极端高温日"和"极端低温日"的度量（见表5.7面板A）。具体而言，根据美国国家海洋与大气中心（NOAA）的定义，分别将"当日最高温度高于32.2℃"和"当日最低温度低于0℃"的日期定义为"极端高温日"（heatwave）和"极端低温日"（coldwave）。据此标准，计算保单签约当天是否为"极端高温日"和"极端低温日"，并进一步计算在相应滞后期内存在"极端高温日"和"极端低温日"的天数。第二，参考现有文献中估计每月天气变化对婴儿出生体重的影响时曾使用的定义（Andalón et al.，2016），利用"极端气温暴露"衡量气温带来的影响（见表5.7面板D），并将"极端气温暴露"定义为日均值气温相对于历史同期值的偏离。与本研究第3章和第4章所采用的度量标准相同，将"该日的日均气温高于或者低于历史同期月均值1.96个标准差"（即表明该天的气温与历史同期月均值气温存在显著性差异）定义为该天存在极端气温暴露，该偏离程度计作 Z 值（即 $ztemp$，表示该日气温的均值离差与历史气温标准差的比值），并计算特定时长滞后期内的累积暴露天数，从而得到暴露程度。与本研究第3章和第4章类似，本节选择了该气象站1980年到2008年的气象指标的平均值作为历史同期值的参考，用于计算每天的极端气温暴露情况。具体计算方法如下：根据 1980 年至 2010 年的历史气象数据计算出每个城市的平均月气温及其标准化偏差（SD），作为当地的历史参考气温。随后，将每日的日均值气温与当地的历史同期月均气温进行比较，并将日均值气温和当地的历史同期月均气温之差与历史同期气温标准差的比值定义为 Z 值[①]，若当日的日均气温偏离历史同期月均气温超过 1.96SD，该日将被定义为"极端温度暴露日"；若偏差为正，则被定义为极端低温暴露日，反之则被定义为极端高温暴露日。最后，本节将特定滞后期内累积暴露天数定义为每个团体特定时期内的平均暴露水平，即为平均"极端高温暴露天数"（heat exposure）或"极端低温暴露天数"（cold exposure）。表 5.7 的面板 D 中同时汇报了分别使用偏离程度 Z 值作为极端气温度量方式和使用计算后的累积极端气温暴露天数这两种极端气温暴露测度的回归结果。相应的估计结果也与基准模型中的非常相似，具有一定的稳健性。

其次，由于部分团体重疾险保单中已经出现了理赔事件，为了进一步控制气温给健康带来的直接影响以及潜在的道德风险问题，表 5.7 的面板 B 中汇报了在基准模型中加入"该团体保单中是否存在理赔事件"作为控制变量的结果[②]。在表 5.7 的面板 B 中，同时汇报了气温分组、气温及其平方项和极端气温日三类指标，作为气温变量的主要测度方式；与基准回归中类似，分别讨论了签约当天、滞后 5 天、滞后 10 天和滞后 20 天的影响情况。表 5.7 面板 B 的结果表明，加入了理赔变量之后回归结果与基准模型的回归结果非常类似，在显著性和一致性上有力地验证了基准模型中的回归结果和主要结论，即高温暴露会带来团体重疾险签约保单金额的下降，这一效果在多种气温度量方式和滞后天数下均保持稳健。

再次，表 5.7 面板 C 中尝试调整了基准模型中的固定效应层级，即将城市层面的固定效应替换为省份固定效应[③]，年度固定效应和月度固定效应及其他控制变量等的模型设定均不变。表 5.7 面板 C 的回归结果表明，基准模型的回归结果在不同级别的固定效应设定中均表现得较为稳健。

---

① Z 值计算方式如下：$ztemp = (temp - mean(temp\_hist)) / sd(temp\_hist)$，其中 $temp\_hist$ 表示 1980—2010 年历史同期月温度。

② 由于数据限制，部分时期签约的保单的理赔信息存在缺失，因此剔除了该部分样本，样本量为 6 638。

③ 笔者同样尝试了地区层面、经济发展层级等级别的固定效应设定，结果与基准回归中的非常类似，为了节约篇幅，省去了详细的汇报结果。如有需要可以向笔者索取。

表 5.7 稳健性检验 1

变量	(1)	(2)	(3)	(4)	(5)	(6)	(7)	(8)	(9)	(10)	(11)	(12)
				结果变量：每个参保人的平均保额（Group average insurance amount per insured）								
	签约当天			滞后 5 天			滞后 10 天			滞后 20 天		
面板 A：极端高温/极端低温（heatwave/coldwave）												
极端高温日	0.020 5			0.015 0			0.004 4			0.001 9		
	(0.026)			(0.009)			(0.005)			(0.003)		
极端低温日	0.031 2			0.002 8			0.003 2			0.004 0 *		
	(0.029)			(0.009)			(0.004)			(0.002)		
常数项	9.892 1 ***			10.034 1 ***			10.055 4 ***			10.129 1 ***		
	(0.157)			(0.165)			(0.170)			(0.173)		
观测值	10 947			10 947			10 947			10 947		
面板 B：控制理赔信息（作为控制变量）												
参照组：气温 <0℃												
0℃~10℃	-0.035 3			-0.062 7			-0.057 8			-0.021 5		
	(0.048)			(0.048)			(0.050)			(0.050)		
10℃~20℃	-0.116 5 **			-0.199 7 ***			-0.212 4 ***			-0.179 9 ***		
	(0.052)			(0.056)			(0.059)			(0.058)		
20℃~30℃	-0.103 3			-0.216 3 ***			-0.176 2 **			-0.201 4 ***		
	(0.064)			(0.069)			(0.074)			(0.074)		

续表

结果变量：每个参保人的平均保额（Group average insurance amount per insured）

变量	(1)	(2)	(3)	(4)	(5)	(6)	(7)	(8)	(9)	(10)	(11)	(12)
	签约当天			滞后5天			滞后10天			滞后20天		
>30℃	-0.083 3			—			—			0.045 9		
	(0.085)									(0.238)		
气温		-0.006 0**			-0.008 8***			-0.011 5***			-0.012 5***	
		(0.002)			(0.003)			(0.003)			(0.003)	
气温的平方		-0.000 5***			-0.000 7***			-0.000 5***			-0.000 6***	
		(0.000)			(0.000)			(0.000)			(0.000)	
极端高温日			-0.005 7			0.009 0			0.003 7			0.001 1
			(0.033)			(0.012)			(0.006)			(0.003)
极端低温日			0.089 8**			0.020 7*			0.010 7*			0.007 5***
			(0.040)			(0.012)			(0.006)			(0.003)
发生理赔	0.116 1***	0.116 0***	0.117 3***	0.116 8***	0.116 0***	0.116 5***	0.112 1***	0.114 1***	0.114 4***	0.111 2***	0.111 5***	0.111 9***
	(0.032)	(0.032)	(0.032)	(0.032)	(0.032)	(0.032)	(0.032)	(0.032)	(0.032)	(0.032)	(0.032)	(0.032)
常数项	9.628 6***	9.657 0***	9.786 8***	9.709 4***	9.775 3***	9.902 8***	9.677 6***	9.779 1***	9.917 5***	9.831 5***	9.882 7***	10.067 3***
	(0.203)	(0.202)	(0.200)	(0.213)	(0.214)	(0.211)	(0.219)	(0.220)	(0.216)	(0.223)	(0.225)	(0.220)
观测值	6 638	6 638	6 638	6 638	6 638	6 638	6 638	6 638	6 638	6 638	6 638	6 638

续表

变量	(1)	(2)	(3)	(4)	(5)	(6)	(7)	(8)	(9)	(10)	(11)	(12)
	结果变量：每个参保人的平均保额（Group average insurance amount per insured）											
	签约当天			滞后 5 天			滞后 10 天			滞后 20 天		
面板 C：控制省份固定效应												
参照组：气温<0℃												
0℃~10℃	0.017 6			-0.021 5			-0.002 2			-0.001 4		
	(0.036)			(0.036)			(0.037)			(0.037)		
10℃~20℃	-0.037 7			-0.102 2**			-0.115 5***			-0.136 2***		
	(0.040)			(0.043)			(0.044)			(0.044)		
20℃~30℃	-0.010 7			-0.100 3*			-0.098 1*			-0.149 2***		
	(0.050)			(0.054)			(0.057)			(0.057)		
>30℃	-0.008 6			—			—			0.065 6		
	(0.068)									(0.230)		
气温		-0.001 3			-0.003 6			-0.007 0***			-0.008 2***	
		(0.002)			(0.002)			(0.002)			(0.002)	
气温的平方		-0.000 2			-0.000 3*			-0.000 3			-0.000 2*	
		(0.000)			(0.000)			(0.000)			(0.000)	
常数项	9.953 0***	10.023 6***		9.995 0***	10.104 8***		9.970 6***	10.125 4***		9.998 5***	10.175 7***	
	(0.149)	(0.148)		(0.153)	(0.152)		(0.155)	(0.154)		(0.156)	(0.155)	

续表

变量	(1)	(2)	(3)	(4)	(5)	(6)	(7)	(8)	(9)	(10)	(11)	(12)
	结果变量：每个参保人的平均保额（Group average insurance amount per insured）											
	签约当天			滞后 5 天			滞后 10 天			滞后 20 天		
观测值	10 947	10 947		10 947	10 947		10 947	10 947		10 947	10 947	
面板 D：极端高温/极端低温暴露天数												
Z 值	0.028 0			0.004 2			-0.002 5			-0.005 0		
	(0.022)			(0.004)			(0.005)			(0.006)		
极端高温暴露		-0.009 9			0.000 5			-0.006 1*			-0.003 3	
		(0.016)			(0.006)			(0.004)			(0.002)	
极端低温暴露		-0.046 1**			-0.004 2			-0.004 3			-0.000 9	
		(0.019)			(0.007)			(0.004)			(0.002)	
常数项	9.895 7***	9.923 7***		10.049 7***	10.053 9***		10.091 0***	10.107 0***		10.209 5***	10.221 1***	
	(0.158)	(0.156)		(0.164)	(0.164)		(0.168)	(0.168)		(0.172)	(0.172)	
观测值	10 925	10 947		10 925	10 947		10 925	10 947		10 925	10 947	

注：（1）数据来源：美国国家海洋与大气中心（NOAA）气象在线数据库（CDO）2007—2013 年气象数据。（2）所有标准误均为稳健性标准误差。（3）所有模型都包括所有控制变量以及月度，气象变量均包含全套控制变量，即降水量，风速，日照时长，气压，相对湿度，平均年度费率（对数形式），年份和城市固定效应。（4）所有模型均包含全套控制变量（对数形式），平均单时长，平均性别比例，平均年龄（包括平方项），职业风险等级等。（5）若日均气温<0℃，气温分组=1；若 0℃≤日均气温<10℃，气温分组=2；若 10℃≤日均气温<20℃，气温分组=3；若 20℃≤日均气温<30℃，气温分组=4；若日均气温≥30℃，气温分组=5。（6）***，**和*分别表示显著性水平为 1%，5%和 10%。

随后，考虑到基准模型在气温分组和滞后天数选择上可能存在的局限性和主观性，本节利用其他的分组方式和滞后天数来检验基准回归的研究结果。表5.8和表5.9分别汇报了改变基准模型设定中气温分组和滞后区间的回归结果。具体而言，考虑到团体决策往往是一种商业行为，受到工作日时间安排的影响，参照以往文献中的设定，表5.8将滞后天数替换为不同的周数，即滞后1天、7天、14天和28天（Barwick et al.，2018）。表5.9进一步尝试了两种可能的气温分组方式：（1）、（2）、（3）、（4）、（5）列中以5℃为分组间隔，分为日均值温度低于5℃、5℃～10℃、10℃～15℃、15℃～20℃、高于20℃五个组别；（6）、（7）、（8）、（9）、（10）列中同样以5℃为分组间隔，但分为日均值温度低于0℃、0℃～5℃、5℃～10℃、10℃～15℃、15℃～20℃、20℃～25℃和高于25℃七个组别。表5.8和表5.9的回归结果的方向和显著性均与基准回归中的差别不大，在不同滞后天数和气温分组设定中保持稳健。

最后，表5.10和表5.11分别讨论了同期空气污染情况和保单是否为续保保单对结果潜在的影响。

在环境经济学领域，已有越来越多的文献开始关注空气污染对个体健康、人力资本积累、认知能力、死亡率等结果变量的影响（Cohen et al.，2005；Ebenstein et al.，2016；Ji，2018；Kim et al.，2020；Kioumourtzoglou et al.，2017；Zhang et al.，2018；Zhang et al.，2017；Zheng et al.，2019；Zivin and Neidell，2012），并强调了我国存在着较为严重的空气污染问题（He，Liu，and Salvo，2019）。为了排除文献中讨论的空气污染对健康保险购买行为的潜在的影响（Chang et al.，2018），表5.10汇报了将空气污染情况作为控制变量后重新运行基准回归后的实证结果。我国官方于2014年才开始发布空气污染数据，并逐渐与国际惯例保持一致，开始公布全国主要城市PM2.5和空气质量指数（AQI）；在此之前仅发布少部分城市PM10等其他主要污染物的数值和空气污染指数（API），样本中部分城市存在较多的缺失值。因此，为了减少空气污染变量取值缺失带来的样本量损失，基准回归中没有考虑空气污染情况，主要在稳健性检验中考虑同期空气污染的影响效应。本节主要利用空气污染指数（API）来衡量空气质量，并作为空气污染情况的代理变量。具体而言，API主要将二氧化硫（SO_2）、二氧化氮（NO_2）和直径小于10微米的可吸入颗粒物（PM10）作为监测的主要空气污染物，并计算其每日平均浓度，附录中的附表4

表 5.8 稳健性检验 2

结果变量：每个参保人的平均保额（Group average insurance amount per insured）

变量	(1)	(2)	(3)	(4)	(5)	(6)	(7)	(8)	(9)	(10)
	签约当天		滞后 1 天		滞后 7 天		滞后 14 天		滞后 28 天	
参照组：气温分<0℃										
0℃~10℃	-0.000 6 (0.036)		-0.019 3 (0.036)		-0.002 7 (0.037)		-0.003 0 (0.037)		-0.029 8 (0.038)	
10℃~20℃	-0.049 0 (0.040)		-0.054 0 (0.040)		-0.084 5 * (0.043)		-0.108 6 ** (0.043)		-0.125 7 *** (0.044)	
20℃~30℃	-0.013 6 (0.050)		-0.016 3 (0.049)		-0.062 4 (0.055)		-0.083 4 (0.056)		-0.117 4 ** (0.057)	
>30℃	-0.036 5 (0.068)		0.021 4 (0.068)		—		0.647 7 *** (0.102)		-0.094 5 (0.253)	
气温		-0.001 4 (0.002)		-0.000 2 (0.002)		-0.003 8 (0.003)		-0.005 6 ** (0.003)		-0.006 6 *** (0.003)
气温的平方		-0.000 3 ** (0.000)		-0.000 3 ** (0.000)		-0.000 4 ** (0.000)		-0.000 3 ** (0.000)		-0.000 3 *** (0.000)
常数项	9.923 3 *** (0.158)	9.575 5 *** (0.252)	9.928 7 *** (0.159)	9.618 7 *** (0.252)	9.958 4 *** (0.167)	9.644 3 *** (0.257)	10.023 0 *** (0.171)	9.702 9 *** (0.261)	10.047 7 *** (0.175)	9.710 0 *** (0.262)
观测值	10 947	10 947	10 947	10 947	10 947	10 947	10 947	10 947	10 947	10 947

注：（1）数据来源：美国国家海洋与大气中心（NOAA）气象在线数据库（CDO），2007—2013 年气象数据。（2）所有标准误差均为稳健性标准误差。（3）所有模型都包括所有控制变量、年份和城市固定效应。（4）所有模型均包含全套控制变量，即降水量、风速、日照时长、相对湿度、气压、平均年度费率（对数形式）、平均团体规模（对数形式）、平均性别比例（对数形式）、平均年龄（包括平方项）、职业风险等级等。（5）若日均气温<0℃，气温分组=1；若 0℃≤日均气温<10℃，气温分组=2；若 10℃≤日均气温<20℃，气温分组=3；若 20℃≤日均气温<30℃，气温分组=4；若日均气温≥30℃，气温分组=5。（6）***、** 和 * 表示显著性水平分别为 1%、5% 和 10%。

表 5.9　稳健性检验 3

变量	(1)	(2)	(3)	(4)	(5)	(6)	(7)	(8)	(9)	(10)
	结果变量：每个参保人的平均保额					Group average insurance amount per insured				
	签约当天	滞后 5 天	滞后 10 天	滞后 20 天	滞后 30 天	签约当天	滞后 5 天	滞后 10 天	滞后 20 天	滞后 30 天
参照组：气温<5℃										
5℃~10℃	−0.065 5** (0.031)	−0.011 6 (0.029)	0.002 5 (0.029)	0.017 4 (0.030)	−0.039 8 (0.031)					
10℃~15℃	−0.064 6** (0.031)	−0.076 0** (0.033)	−0.099 2*** (0.033)	−0.111 6*** (0.033)	−0.133 1*** (0.033)					
15℃~20℃	−0.137 6*** (0.036)	−0.145 8*** (0.042)	−0.114 4*** (0.042)	−0.104 5** (0.041)	−0.122 7*** (0.042)					
>20℃	−0.087 4** (0.043)	−0.135 9** (0.053)	−0.087 6 (0.053)	−0.106 9** (0.052)	−0.123 7** (0.053)					
参照组：气温<0℃										
0℃~5℃						0.031 8 (0.040)	−0.039 2 (0.040)	−0.037 0 (0.041)	−0.013 8 (0.040)	−0.007 8 (0.040)
5℃~10℃						−0.042 6 (0.040)	−0.041 5 (0.040)	−0.017 2 (0.041)	0.010 3 (0.042)	−0.043 3 (0.042)
10℃~15℃						−0.037 2 (0.041)	−0.107 2** (0.044)	−0.113 4** (0.045)	−0.115 5*** (0.046)	−0.133 8*** (0.045)
15℃~20℃						−0.104 5** (0.046)	−0.180 1*** (0.052)	−0.123 1** (0.055)	−0.105 5** (0.054)	−0.120 6** (0.054)
20℃~25℃						−0.058 6 (0.052)	−0.170 6*** (0.062)	−0.095 4 (0.065)	−0.107 7* (0.064)	−0.121 1* (0.064)
>25℃						−0.020 3 (0.060)	−0.211 6** (0.083)	−0.030 3 (0.080)	−0.079 0 (0.076)	−0.099 1 (0.076)
常数项	9.869 8*** (0.158)	9.988 9*** (0.165)	9.988 3*** (0.169)	10.074 4*** (0.172)	10.011 9*** (0.176)	9.869 4*** (0.159)	9.987 2*** (0.166)	9.978 1*** (0.170)	10.069 7*** (0.173)	10.007 5*** (0.176)
观测值	10 947	10 947	10 947	10 947	10 947	10 947	10 947	10 947	10 947	10 947

注：（1）数据来源：美国国家海洋与大气中心（NOAA）气象在线数据库（CDO）2007—2013 年气象数据。（2）所有标准误均为稳健性标准误差。（3）所有模型都包括所有控制变量，即降水、风速、气压、日照时长、相对湿度、平均年度（对数形式）、平均城市规模（对数形式）、平均保单规模（对数形式）、平均性别比例、平均年龄（包括平方项）、职业风险等级等。（5）（1）~（5）列的结果变量为每个参保人的平均保额（Group average insurance amount per insured）。（4）所有模型均含全套控制变量。平均保费率（对数形式），分为均值低于 5℃、5℃~10℃、10℃~15℃、15℃~20℃、高于 20℃ 五个组别；（6）~（10）列中同样以 5℃ 为分组同隔，但分为日均值温度低于 0℃、0℃~5℃、5℃~10℃、10℃~15℃、15℃~20℃、20℃~25℃ 和高于 25℃ 七个组别。（6）***、** 和 * 分别表示显著性水平为 1%、5% 和 10%。

表 5.10 稳健性检验 4

变量	(1)	(2)	(3)	(4)	(5)
	结果变量：每个参保人的平均保额（Group average insurance amount per insured）				
	签约当天	滞后 5 天	滞后 10 天	滞后 20 天	滞后 30 天
气温	−0.003 3	−0.048 0	−0.076 7*	−0.032 1	−0.024 2
	(0.020)	(0.036)	(0.043)	(0.053)	(0.060)
气温的平方	−0.003 9*	−0.005 3*	−0.008 8***	−0.010 7***	−0.012 4***
	(0.002)	(0.003)	(0.003)	(0.003)	(0.003)
API 指数	−0.000 3**	−0.000 7***	−0.000 5***	−0.000 5***	−0.000 5***
	(0.000)	(0.000)	(0.000)	(0.000)	(0.000)
降水量	0.000 1	0.001 1	−0.002 6	−0.002 0	−0.004 8
	(0.001)	(0.002)	(0.003)	(0.003)	(0.004)
风速	−0.008 6	−0.054 1***	−0.076 7***	−0.091 9***	−0.107 7***
	(0.008)	(0.018)	(0.020)	(0.022)	(0.024)
日照时长	−0.002 8	−0.002 6	−0.001 4	0.000 1	0.001 5
	(0.002)	(0.003)	(0.003)	(0.003)	(0.003)
相对湿度	−0.002 2***	−0.005 3***	−0.003 9***	−0.004 1***	−0.002 5*
	(0.001)	(0.001)	(0.001)	(0.001)	(0.001)
常数项	10.022 0***	10.359 6***	10.513 6***	10.403 8***	10.321 9***
	(0.185)	(0.242)	(0.270)	(0.310)	(0.335)
观测值	9 237	7 950	7 950	7 950	7 950

注：（1）数据来源：美国国家海洋与大气中心（NOAA）气象在线数据库（CDO）2007—2013 年气象数据。（2）所有标准误差均为稳健性标准误差。（3）所有模型都包括所有控制变量以及月度、年份和城市固定效应。（4）所有模型均包含全套控制变量，即降水量、风速、日照时长、相对湿度、气压、平均年度费率（对数形式）、平均团体规模（对数形式）、平均保单时长（对数形式）、平均性别比例、平均年龄（包括平方项）、职业风险等级等。（5）若日均气温<0℃，气温分组=1；若 0℃≤日均气温<10℃，气温分组=2；若 10℃≤日均气温<20℃，气温分组=3；若 20℃≤日均气温<30℃，气温分组=4；若日均气温≥30℃，气温分组=5。（6）***、** 和 * 分别表示显著性水平为 1%、5% 和 10%。

表 5.11 稳健性检验 5

变量	(1)	(2)	(3)	(4)	(5)	(6)	(7)	(8)	(9)	(10)
	签约当天		滞后 5 天		滞后 10 天		滞后 20 天		滞后 30 天	
	结果变量：是否为续保单（0—1）									
参照组：气温<0℃										
0℃~10℃	-0.350 8*		-0.204 3		-0.141 9		-0.230 7		-0.227 6	
	(0.185)		(0.190)		(0.197)		(0.199)		(0.199)	
10℃~20℃	-0.226 9		0.001 0		-0.133 4		-0.186 1		-0.143 8	
	(0.214)		(0.231)		(0.245)		(0.243)		(0.244)	
20℃~30℃	-0.289 0		-0.037 5		-0.022 9		-0.077 1		-0.086 9	
	(0.258)		(0.288)		(0.306)		(0.309)		(0.309)	
>30℃	-0.253 8		—				-0.269 5		-0.340 0	
	(0.349)						(0.995)		(1.023)	
气温		0.007 9		0.002 5		0.010 8		0.009 0		0.006 3
		(0.010)		(0.014)		(0.014)		(0.014)		(0.014)
气温的平方		0.000 0		0.000 1		0.000 2		0.000 3		0.000 3
		(0.001)		(0.001)		(0.001)		(0.001)		(0.001)
常数项	5.149 4***	4.881 3***	5.361 4***	5.211 1***	5.405 2***	5.304 7***	6.107 6***	5.932 4***	6.259 0***	6.083 0***
	(1.030)	(1.033)	(1.075)	(1.072)	(1.105)	(1.105)	(1.130)	(1.128)	(1.155)	(1.152)
观测值	4 610	4 610	4 610	4 610	4 610	4 610	4 610	4 610	4 610	4 610

注：(1) 数据来源：美国国家海洋与大气中心（NOAA）气象在线数据库（CDO）2007—2013 年气象数据。(2) 所有标准误差均为稳健性标准误差。(3) 所有模型都包括所有控制变量以及月度、年份和城市固定效应。(4) 所有模型均包含全套控制变量，即降水量、平均时长、日照时长、风速、相对湿度、气压、平均年度费率（对数形式）、平均团体规模（对数形式）、平均保单时长（对数形式）、平均性别比例、平均年龄、职业风险等级等。(5) 若日均气温<0℃，气温分组=1；若 0℃≤日均气温<10℃，气温分组=2；若 10℃≤日均气温<20℃，气温分组=3；若 20℃≤日均气温<30℃，气温分组=4；若气温≥30℃，气温分组=5。(6) ***、** 和 * 分别表示显著性水平为 1%、5% 和 10%。

报告了空气污染指数（API）的计算对照表。本节所使用的空气污染指数（API）的观测数据来自 2008—2013 年中华人民共和国环境保护部发布的《城市空气质量报告》，该数据仅覆盖了我国部分重点城市。如上文所述，我国从 2014 年起开始公布基于 6 种污染物计算的空气质量指数（AQI），新加入的污染物为一氧化碳（CO）、臭氧和细颗粒物（PM2.5），并覆盖了全国大部分主要城市。由于本章讨论的重疾险参保大数据集中于 2008—2013 年，在此期间，部分城市可能会以省份和城市层面公布其他污染物的指数，但由于统计口径不同，本章并没有选取这部分数据，由此带来了 API 数值在部分城市和日期的缺失。由于部分城市和日期存在缺失，因此样本量为 7 950。

此外，考虑到在团体保险实际的销售和购买过程中，新保单和续保保单的参保机制可能存在差异，极端气温也可能直接影响到保单的续保情况，为了排除并控制这一因素，表 5.11 汇报了当结果变量为"该团体保单是否为续保保单"时基准模型的回归结果。

表 5.10 和表 5.11 的回归结果表明，当加入空气污染变量后，模型估计系数的方向与基准回归中的方向仍然非常类似；且特定期间内的气温因素对团体保单的续保情况没有显著性影响。

上述稳健性检验的结果表明，本章的主要回归结果在多项稳健性检验中保持稳定和一致。

5.6　本章结论

在气候变化的大背景下，基于健康人力资本的丰富理论内涵，"健康"的定义和内涵已经被逐步拓展，"健康水平"不再局限于身体健康和精神健康，还包括认知能力的衰老和退化过程，从而进一步影响相应的健康风险认知和健康行为决策过程。对于本研究所重点关注的气温因素，已有诸多文献从理论上系统性地论证了大脑的化学特性、电特性和功能性都对温度敏感，例如高温会引发人体的焦虑感、不适感和疲劳等，而低温会带来血管收缩和组织温度降低，进一步导致麻木、手的灵活性和力量下降（Cai et al.，2018），从而改变人体的各项能力的表现。从本章所重点关注的健康风险认知和健康行为决策的角度看，已有研究表明，温度会极大地影响个体的情绪变化和心理状态，使人在行为决策上做出更为消极的判断。温度与情绪和风险偏好之间的关系已经被部分文献证实。总体而言，极端天气对健康风险认知和健康行为决策的研究还是一个较为新兴的研究方向，目前少数关注非健康结果变量的研究往往都局限于人力资本、工资收入、劳动生产率、劳动供给等经典的劳动经济学问题，在其他方面的研究还非常少。

此外，保险购买也是非常值得关注和思考的一项行为，往往能够反映出个体的健康风险认知状态和健康行为决策过程。一方面，保险购买行为，尤其是健康保险的购买行为，是一项重要的健康行为，往往反映了个体的健康素养水平和对当前自身健康状况的主要认知情况；另一方面，健康保险的购买行为本身也是健康风险认知状态的重要体现，尤其是在气候变化带来全方位、多维度健康风险的情况下，健康保险的购买行为恰恰反映了对该类健康风险的认知变化，并作为一种重要的避险行为和适应性行为反映了其健康风险厌恶程度的大小。与保险相关的研究领域更多地关注农业领域应对自然灾害和极端天气事件的自然灾害保险，侧重研究农业自然灾害保险的购买意愿和产品设计，几乎没有讨论极端气温对微观消费者风险认知和相应的健康保险购买行为的影响。

因此，本章以"重疾险购买"这一重要的健康行为为例，利用大规模团体重疾险的参保、退保、理赔等大数据并与全国范围内精确的气象数据相结合，进一步分析极端气温对于健康风险认知和健康行为决策的影响。在本章的设定中，保险购买行为，尤其是重疾险这类健康保险的购买行为，被视为一项重要的健康行为，以此反映健康素养水平和对当前健康状况的主要认知情况；同时，健康保险的购买行为也是健康风险认知状态的重要表现形式，健康保险的购买行为决策往往能够反映当前的风险认知偏好状态。尤其是在气候变化和极端温度带来的健康威胁下，风险厌恶者会更倾向于增加健康保险的购买以增加躲避行为和适应性行为，非理性和冒险行为才会表现在减少健康保险的购买这一行为中。因此，健康保险的购买行为恰恰反映了对该类健康风险的认知变化，并进一步扩展了现有文献中对极端气温与情绪变化、心理状况和风险认知偏好之间关系的研究。

基于温度变化的异质性和外生性，本章的研究发现，随着特定时间区间内日均值气温的升高，重疾险保单的签约保单金额在减少。该结论也进一步验证了现有文献中关于温度与风险认知的讨论，即温度的升高会改变风险认知状态，投保人倾向于采取更为冒险的行为，从而减少了保险的购买行为（即在本章的设定中，也减少了保险金额的购买）。本章进一步讨论了气温对退保行为的影响，结果显示，不同的滞后期下，相较于较高温度组，低温均会带来退保行为的减少，且极端高温天数的增加会进一步增加退保行为的发生概率。由此对基准回归中的结果进行了补充和交叉验证，即高温会对健康风险认知产生影响，在健康行为决策上会更加冒险，由此导致较不理性的行为发生，即减少保险购买或退保。本章的回归结果也证明了气候变化背景下的极端气温事件同样会对相对理性的小型团体风险认知状态和行为决策产生显著影响，并进一步为文献中关于小型团体在行为决策上具有个体性和非理性特点的结论提供了经验证据，即对于小型团体而言，行为决策的产生并不取决于简单的多数意见的平均结果，而是往往与领导团队甚至主要领导人的风险认知偏好有关，因此这种"有限理性"可能更为显著。而本章基准回归的结果也证明，在受到短期高温冲击下，小型团体的行为决策过程也会出现类似于个体的决策偏误，存在一定的非理性，其风险认知状态容易受到影响，更加倾向于选择冒险和非理性行为，从而减少重疾险保险金额的购买。此外，本章也验证了特定时间内的极端气温对该团体重疾险的续保、理赔情况均没有显著性的影响，而职业风险较大的团体购买重疾险的行为决策受到极端气温暴露的影响较小。最后，本章的主要结论在使用不同的指标构建、模型设定和理论验证中均保持较强的稳健性。

本章的研究结论为极端气温与行为决策和风险认知之间的影响关系提供了新的证据，并进一步验证了文献中提出的温度的"认知输出"（cognitive output）效应，有助于理解气候变化背景下极端温度带来的其他非健康结果（non-health outcome）和更为深远的社会影响。除此之外，在我国医疗卫生支出及其占 GDP 比重不断上升的背景下，保险产品，尤其是健康保险产品，已经成为个体和团体在社会生活和商业活动中一项不可或缺的商品，了解微观消费个体和小型团体如何做出保险购买决策，以及消费者风险认知偏好和决策行为特征的影响因素，对于制定该领域的有效政策具有重要的理论意义和现实意义。

但是需要说明的是，本章认为一个可能的影响机制在于高温暴露对健康风险认知水平产生影响，从而改变健康行为的发生，引起健康保险购买情况的改变；但是受限于数据的可得性，本章无法直接获得度量小型团体及其内部成员的主观健康风险认知态度变量，因而很难直接对这一重要渠道进行检验。因此，一方面，在本研究的设定中，基于健康保险产品的实质内涵，本研究认为健康保险的购买行为本身就是参保者健康风险认知态度的主要表征之一，在气候变化和极端温度带来的健康威胁下，风险厌恶者会更倾向于增加健康保险的购买以增加躲避行为和适应性行为，非理性和冒险行为才会表现在减少健康保险的购买这一行为中；另一方面，本章尝试通过对其他潜在的影响机制进行分析和排除（例如疾病发生渠道、职业风险渠道、团体规模渠道、保单时限渠道等），从而完成这一机制的验证过程，的确存在一定的识别问题和不严谨之处。此外，由于保险购买行为和产品设计规则的复杂性，在特定地区的特定时间段内，极端温度对保险购买行为影响的复杂机制仍在研究中，重疾险与其他类型保险的影响机制差别也尚不明确，还需要进一步的研究才能更加全面地了解气候变化带来的风险和成本。

6 结论、建议及展望

6.1 研究结论

　　气候环境的变迁是影响健康人力资本积累和发展的重要外界因素之一。自工业化以来，全世界的经济体经历了前所未有的高速发展，而随着人类对自然环境资源的开采利用和社会经济活动的增加，气候变化已经成为 21 世纪以来人类面临的最大挑战之一，人类社会的经济福祉与不可预测且不断发展的气候变化进程之间的关系已经成为全球气候变化经济学中的一个特别关键的问题（Deryugina and Hsiang，2014）。

　　极端温度事件也是气候变化进程中的一个重要特征，主要包括极端气温、极端天气事件（例如野火、洪水、干旱等）和与气候相关的传染性疾病以及一系列粮食安全问题等。频发的、高强度的极端气温事件极有可能破坏人类过去 50 年在公共卫生和环境健康领域取得的成果，破坏社区的福祉和建立卫生系统的基础（Watts et al.，2019）。目前，已有诸多研究证明了气候变化背景下极端气温对个体健康状况的重要影响，大多数实证研究主要集中在离散天气事件的影响上，例如自然灾害和单次热浪暴露事件，但是关于中老年群体长时间暴露于极端气温环境中的影响的研究是有限的。由于气候环境的缓慢变化过程和程度难以量化，关于气候环境缓慢变化对人口层面影响的研究还非常少。现有的大多数研究都是定性的、局部的或仅限于最严重的健康结果（例如自杀、死亡率等），仍然缺乏基于大样本数据估算极端气温事件对发展中国家人群负面影响的研究，尤其是对脆弱人群的影响。

　　为了填补这一空白，本研究以健康人力资本为主要研究议题，以全球范围内日益严峻的气候变化局势为切入点，分析不可预测、频发、强度大、持续时间长的极端气温现象对我国居民健康状况的影响，具有较强的理论意义和现实意义。在健康人力资本的度量上，本研究从身体健康、精神健康和健康风险认知及健康行为三个维度详细识别极端气温对健康状况的多层次影响。具体而言，一方面，本研究将中国 45 岁以上中老年人口的面板数据集与长期天气数据相结合，探究极端温度对中老年个体身体健康和精神健康的影响；另一方面，本研究将国内大型保险公司参保大数据与长期天气数据相结合，将健康保险购买行为作为一种重要的健康风险认知和健康行为表征，进一步刻画气温对于健康保险参保行为的影响，从而分析极端气温对于人群中健康风险认知和健康行为的作用机制。

基于上述研究背景和研究问题，本研究的主要研究结论如下：

首先，长期的极端高温和低温暴露都会显著地影响中老年群体的身体健康状况，但对不同维度下的身体健康指标的影响具有差异性；极端气温暴露对个体身体健康的影响具有一定的季节特征，并在不同人群中具有异质性。具体而言，本研究通过全国大型微观入户调查数据和全国范围内的气象历史资料，把中老年群体自评健康水平、日常活动障碍（ADL/IADL）、罹患慢性病情况以及认知能力的衰退情况作为个体身体健康的代理变量，全方位、多维度地刻画我国中老年群体在气候变化背景下的身体健康状况，分析了长期的极端气温累积暴露对我国中老年人身体健康的影响。研究结果表明，长期的极端高温暴露和极端低温暴露都会显著地影响个体的身体健康状况。中老年个体的极端高温天气年度暴露的增加，会使个体的自评健康情况平均显著下降 3.22%，日常活动障碍情况和慢性病的患病情况的年均水平分别显著上升 1.19% 和 1.30%，带来个体健康状况不同程度的恶化；极端低温的暴露同样会对身体健康状况带来类似的损害，但是对于自评健康状况和慢性病患病数量，极端高温暴露的影响大小约为极端低温暴露的 2 倍。类似地，从认知能力的角度看，不论是高温还是低温，极端气温的暴露都会对个体的认知能力产生较为明显的负面影响。当个体在极端高温环境中多暴露一天时，样本的长期记忆和数学测试的年均得分水平将分别显著下降约 1.51% 和 3.22%。此外，不同季节、不同类型的极端气温暴露都会对中老年个体的身体健康状况产生负面影响，但影响程度和范围并不相同；相较而言，不论是夏季还是冬季，极端高温的暴露带来的负面影响依然是全面且显著的。进一步的分样本结果显示，老年群体、女性和农村居民仍然是较为脆弱的人群，在极端气温暴露对各项身体健康指标的影响上处于劣势地位，尤其是女性对于极端低温暴露非常敏感。

其次，本研究进一步强调了气候变化背景下极端温度与个体精神健康之间的重要关联，揭示了长期暴露于当地极端温度，尤其是大部分文献中忽略的极端低温暴露，对中国中老年人精神健康状况产生的累积性负面影响。基于温度变化的异质性和面板数据的丰富信息，本研究发现特定地区局部相对极端温度变化，特别是极端低温暴露，显著恶化了我国中老年群体的抑郁情绪。具体来说，个体每增加一天的局部相对极端高温暴露，平均会增加 0.005 2 分的 CES-D 量表得分。基于样本年均极端高温暴露天数和 CES-D 量表均分，局部极端高温暴露会使样本的抑郁情绪年均增加 1.75%。对于极端低温暴露而言，每增加一天的局部极端低温暴露，个体的抑郁量表评分平均增加 0.011 6 分；年度局部极端低温暴露对样本抑郁量表得分的年平均影响为 0.89 单位，相当于使个体的平均抑郁量表得分增加了约 3.00%。值得注意的是，极端低温暴露的影响数值几乎是极端高温暴露的两倍，这也表明中老年群体精神健康对极端低温反应的敏感性更高，这也是以往很多文献中所忽略的。在抑郁症状的不同维度，极端温度更多地通过干扰和阻碍个体躯体活动从而威胁中老年群体的精神健康。此外，本研究进一步证明了空调和各种类型的取暖设备能够有效地缓解极端气温带来的不利影响。而这种不利影响在不同的人群中有着高度的异质性，具体而言，老年人、女性和农村居民更容易受到极端气温暴露带来的负面冲击。本研究的主要结果与现有文献中关于我国居民精神健康状况的分析结果一致，表明极端温度的长期冲击下，相较于其他国家的抑郁症患者，中国人群的抑郁症状更多地反映在躯体障碍上。以上对不同维度身体健康和精神健康指标的研究结果为极端温度对中老年群体健康人力资本的长期积累影响提供了新的证据，有助于理解气候变化的社会成本和相关的健康不平等问题。

最后，本研究为极端气温与行为决策和风险认知之间的影响关系提供了新的证据，并进一步验证了文献中提出的温度的"认知输出"（cognitive output）效应。本研究基于健康人力资本的丰富内涵，扩展了"健康"的定义，讨论了极端气温暴露与保险购买行为之间的关系。具体而言，"健康水平"不再局限于身体健康和精神健康，还包括认知能力的衰老和退化过程，从而进一步影响相应的健康风险认知和健康行为决策。本研究以"小型团体重疾险购买"这一重要的健康行为为例，利用大规模团体重疾险的参保、退保、理赔等保险交易大数据并与全国范围内精确的气象数据相结合，进一步分析极端气温对健康风险认知和健康行为决策的影响。基于温度变化的异质性和外生性，研究发现随着特定时间区间内日均值气温的升高，团体重疾险保单的签约保单金额在减少。该结论也进一步验证了现有文献中关于温度与风险认知的讨论，即温度的升高会改变个体的风险认知状态，个体倾向于采取更为冒险的行为，从而减少保险的购买行为（即在本研究的设定中，也减少了保险金额的购买）。本研究的回归结果也证明了气候变化背景下的极端气温事件同样会对相对理性的小型团体风险认知状态和行为决策产生显著影响，并进一步为文献中关于小型团体在行为决策上具有个体性和非理性特点的结论提供了经验证据。即对于小型团体而言，行为决策的产生并不取决于简单的多数意见的平均结果，而是往往与领导团队甚至主要领导人的风险认知偏好有关，因此这种"有限理性"可能更为显著。而第5章的基准回归结果也进一步证明在受到短期高温冲击下，小型团体的行为决策过程也会出现类似于个体的决策偏误，存在一定的非理性，其风险认知状态容易受到影响，更加倾向于选择冒险和非理性行为，从而减少重疾险保险金额的购买。此外，本研究进一步讨论了气温对退保、续保和理赔行为的影响，结果显示不同的滞后期下，相较于较高温度组，低温均会带来退保行为的减少；极端高温天数的增加会进一步增加退保行为的发生概率；而特定时间内的极端气温对该团体重疾险的续保、理赔情况均没有显著性的影响。由此对基准回归中的结果进行了补充和交叉验证，即高温会对保险消费者的风险认知产生影响，保险消费者会更倾向于冒险，由此引发较不理性的行为，即减少保险购买或退保。

本研究进一步强调了气候变化带来的健康威胁和挑战，能够帮助国家和公众更好地理解气候变化的影响机制，提高脆弱人群应对和适应气候变化的能力，更好地实现健康公平和环境正义，从而增加个体的人力资本积累，提高全民的福利水平，进一步促进国家的经济发展，实现"健康中国2030"的战略目标。此外，本研究强调了极端温度给个体健康状况和健康行为带来的显著负面影响，能够进一步帮助公众认识到个体应对气候变化的必要性和重要意义，积极响应"低碳生活、绿色出行"的生活方式，从根源上控制温室气体排放，减少空气污染，减缓气候变化带来的巨大威胁，为我国气候变化问题治理和产业结构优化调整提供政策参考依据，进一步推动我国"碳中和"和"碳达峰"战略目标的实现。中国作为重要的发展中国家，尽管近年来在减少温室气体排放和减缓气候变化进程中采取了强有力的措施，并取得了一定的成效，但碳强度仍然很高。利用中国数据实证研究气候变化背景下的极端气温事件与健康人力资本之间的关系，不仅对中国的气候变化政策与人口健康发展有重要意义，还将引领全球经济技术变革的方向，对保护地球生态、引导全球气候变化治理走向、提升全球居民的健康水平、推进应对气候变化的国际合作也具有重要意义和参考价值。

6.2 政策建议

气候变化背景下频发的极端气温事件不仅是一项重大的环境问题，更涉及公共卫生、农业发展、财政政策、医疗服务等方方面面。极端气温的影响是广泛且强烈的，不仅影响社会所依赖的粮食、空气、水和住房，遍及世界各地区并影响不同收入水平的群体，还会进一步加剧现有的不平等，弱势群体受到的影响也更加频繁和持久。基于上述研究发现，本研究提出以下几个方面的政策建议：

第一，我国需要继续发展低碳经济，以大国的责任和担当持续履行《巴黎协定》承诺，降低碳排放，大力发展可再生清洁能源，并继续实施最为严格的空气污染控制政策。本书的研究结果进一步证明了在发展中国家推广空调和各项取暖设备的重要性，尤其是空调和取暖设备对于缓解长期以来极端气温暴露给身体健康和精神健康带来的负面影响，也进一步强调了此类设备对于弱势群体提高对气候变化的适应性能力的重要性。但是，空调用电量和各项取暖设备同样带来了严重的环境健康隐患。截至 2018 年，空调用电量占全球总用电量的 8.5%（Watts et al.，2021）。一方面，空调的使用会大大增加全球电力需求，并排放余热，从而进一步加剧城市热岛效应；另一方面，空调的使用会进一步导致二氧化碳、氢氟碳化合物、PM2.5 等排放量大大增加，并加速地面臭氧的形成，从而加剧温室气体排放，提高空气污染水平（Salamanca et al.，2014；Waite et al.，2017）。

2021 年全国政府工作报告中进一步明确了要 "扎实做好碳达峰、碳中和各项工作" "推动煤炭清洁高效利用，大力发展新能源" "加快建设全国用能权、碳排放权交易市场，完善能源消费双控制度"①，而在空气污染治理方面，也指出未来仍然需要 "加强污染防治和生态建设，持续改善环境质量；深入

① 政府工作报告：2021 年 3 月 5 日在第十三届全国人民代表大会第四次会议上 [EB/OL]. [2022-07-09]. http://www.xinhuanet.com/politics/2021lh/2021-03/12/c_1127205339.htm.

实施可持续发展战略，巩固蓝天、碧水、净土保卫战成果，促进生产生活方式绿色转型"①。此外，在"十四五"规划中，中央也提出要"制定2030年前碳排放达峰行动方案""建设清洁低碳、安全高效的能源体系""建设低碳城市""推进碳排放权市场化交易"等具体措施②。习近平总书记指出："实现这个目标，中国需要付出极其艰巨的努力。我们认为，只要是对全人类有益的事情，中国就应该义不容辞地做，并且做好。"③目前，我国在发展风电、光伏、太阳能等清洁能源上已经实现了重要突破，在可再生能源领域实现了多项重要的技术突破，促进了全球可再生能源的发展；积极尝试碳排放交易试点工作，在全国范围内倡导"低碳生活、绿色出行"的生活方式。未来，我国仍然需要尽早实现碳排放达峰，实现并控制煤炭消费量零增长，从根源上控制温室气体排放，减少空气污染，减缓气候变化带来的巨大威胁；此外，还需要进一步降低可再生清洁能源的价格，联合学术界和国际组织一道研发并推广基于可再生清洁能源的空调等温度调节设备，更好地保护脆弱群体的健康，提高他们的适应性水平。中国作为地球村的一员和《巴黎协定》的重要缔约国，将以实际行动为全球应对气候变化作出应有的贡献。

第二，气候变化带来的诸多健康风险和威胁不仅需要公共卫生体系更为完善的预警和保护系统，还需要更多的公共宣传和直接财政支助，急需社会各个部门的共同努力和支持。

首先，需要建立城市一级的气候变化风险评估和预警体系，向公众，尤其是脆弱人群提供更多的健康信息和健康服务；建立更多面向公众的绿地系统，确保所有脆弱人群都能平等地享受绿地空间（Sreetheran et al., 2014; Wolch et al., 2014），从而减少噪音污染和空气污染，为居民提供更多的社会互动和体育活动场所，减少城市热岛效应并减缓气候变化进程（Fong et al., 2018; Markevych et al., 2017），提升居民对极端气温的适应程度。其次，一方面，公共卫生部门需要在内部形成良好的信息传递和预警机制，定期对基层脆弱人群进行健康知识宣讲，提升他们的自我保护意识；另一方面，需要对政府资源

---

① 政府工作报告：2021年3月5日在第十三届全国人民代表大会第四次会议上［EB/OL］.［2022-07-09］. http://www.xinhuanet.com/politics/2021lh/2021-03/12/c_1127205339.htm.

② 中华人民共和国国民经济和社会发展第十四个五年规划和2035年远景目标纲要［EB/OL］.［2022-07-09］. http://www.xinhuanet.com/2021-03/13/c_1127205564.htm.

③ 习近平在世界经济论坛"达沃斯议程"对话会上的特别致辞［EB/OL］.［2022-07-09］. http://www.gov.cn/xinwen/2021-01/25/content_5582475.htm.

实现跨部门整合，公共卫生和医疗服务部门需要与国家气象和水文部门保持高度合作和信息共享，形成极端气温事件和自然灾害事件的预警系统和救援预案，并联合农业、水利、电力、交通运输等部门一同参与极端天气事件的预防、保障和救援工作，加强政府内部跨部门合作，快速、积极、主动地实施干预措施，共同应对气候变化和流行病的健康威胁并建立抵御能力，共同提升国家和人民应对气候变化的适应性能力。"十四五"规划中也进一步强调了需要"改革疾病预防控制体系，强化监测预警、风险评估、流行病学调查、检验检测、应急处置等职能"①，从而更好地应对气候环境带来的健康风险和不确定性，这无疑需要政府内部的多部门联动，实现深入合作。最后，需要公众和媒体进一步地参与应对气候变化的议题，宣传并引导居民正确认识气候变化带来的健康风险，倡导居民形成并保持良好的健康行为，提升健康素养水平；鼓励居民积极参与低碳生活，例如采取公共交通出行，使用清洁的家庭能源进行烹饪、取暖和照明等。

第三，我国居民的精神健康状况，尤其是中老年群体的精神健康状况，亟须重点关注、追踪和干预。由于我国长期以来对精神疾病的污名化和精神健康保健资源不足，人们倾向于压制和容忍自身的精神异常症状。由于害怕被他人污名化，具有严重抑郁情绪的个体往往不太可能直接承认他们内心更深层次的消极情绪。尤其是对于适应性能力较差、获取社会资源和健康知识能力较差的中老年群体而言，他们往往会隐藏自己真实的负面情绪和抑郁症状。相较于中老年群体的身体健康状况，他们的精神健康状况十分容易被忽略。因此，公共卫生和医疗服务部门应该给予这类脆弱人群的精神健康状况更多的关注、帮助和干预，我国目前精神卫生体制亟须改革，并需要政府进一步参与，以改善基层脆弱人群精神卫生状况的预防和治疗。"十四五"规划中同样强调了居民精神健康的重要性，并指出要"重视精神卫生和心理健康，深入开展爱国卫生运动，促进全民养成文明健康生活方式"②，全民的精神健康也是实现"健康中国 2030"国家战略的重要一环。而精神卫生体制改革的一个重点就是要从"以医院为中心"的医疗体系转向"以患者为中心"的体系，鼓励精神疾病和其他非传染性疾病患者在基层医疗机构和社区层面接受治疗。

具体而言，从供给侧看，目前我国的医疗卫生体系仍以公立医院为主导，

---

① 中华人民共和国国民经济和社会发展第十四个五年规划和 2035 年远景目标纲要 [EB/OL].[2022-07-09]. http://www.xinhuanet.com/2021-03/13/c_1127205564.htm.

② 中华人民共和国国民经济和社会发展第十四个五年规划和 2035 年远景目标纲要 [EB/OL].[2022-07-09]. http://www.xinhuanet.com/2021-03/13/c_1127205564.htm.

医院是多数患者的首诊地和接受医疗服务的起点，病患仍然是被动的服务接受者，强调治疗过程而不是预防保健。精神疾病的病患很少能够通过自我管理直接参与医疗服务体系，医疗模式仍然以医院治疗为核心，而不是以病人为中心。此外，由于医疗资源过度集中在公立医院，基层医院、民营医院与公立医院之间差距悬殊，因此对于医疗资源匮乏的农村地区而言，精神疾病的病患很难第一时间向医生求助，获得精神治疗和干预。在新的时代环境下，需要培养更多合格的精神疾病医生，需要将医疗资源，尤其是精神类疾病的医疗人才向农村和基层医疗机构转移，提升村卫生室、乡镇一级的基层医疗机构在精神类疾病上的医疗水平，从而缩小我国精神卫生保健服务供需之间的巨大差距。基层医疗机构需要对辖区人群的精神健康状况进行实时监测和追踪，建立留守儿童、独居老人等重点人群和脆弱人群的花名册，并对脆弱人群予以定期随访、干预和治疗，完成分级诊疗体系的第一步。从需求侧看，由于长期对精神类疾病的污名化，人们对精神疾病的症状和治疗认识不足，往往不愿意在出现抑郁、暴躁等异常情绪的第一时间寻求治疗和帮助，对一些精神类疾病的治疗方式和治疗手段存在着较大误解。因此，要通过宣传引导改变人们的观念和想法，尤其是受教育程度较低、医疗资源相对匮乏的农村居民，他们往往也是精神类疾病中的脆弱人群，还需要进一步从立法的层面减少对精神类疾病名称的污名化（Hsieh and Qin，2018），减少人们对精神类疾病的误解，以便病患能够及时寻求帮助和治疗。相较于传统疾病，精神类疾病的诊断和治疗往往需要病人较强的自我管理能力和家庭成员之间的配合，通过培养并提升这类患者的健康素养，能够更好地帮助精神类疾病的患者了解自身健康状况，正确看待精神类疾病的症状和治疗，及时采取健康的行为方式，从根源上改善患者的健康状况。

第四，本研究进一步强调了60岁以上的老年居民是更为脆弱的人群，受到气候变化更为严重的负面影响。在我国老龄化进程日益加快的背景下，患有慢性疾病、残疾、低收入的老龄弱势群体需要更多的政策干预和适应工具以减轻气候变化的威胁。2021年政府工作报告和"十四五"规划都强调了老龄化进程下需要为老年群体提供更多的保障措施和保护措施，并指出要"促进医养康养相结合，稳步推进长期护理保险制度试点，发展普惠型养老服务和互助性养老"①，并尝试"培育养老新业态，构建居家社区机构相协调、医养康养

—————————

① 政府工作报告：2021 年 3 月 5 日在第十三届全国人民代表大会第四次会议上［EB/OL］.［2022-07-09］. http://www. xinhuanet. com/politics/2021lh/2021-03/12/c_1127205339. htm.

相结合的养老服务体系，健全养老服务综合监管制度"①。因此，在帮助老年群体更好地应对气候变化带来的健康风险时，可以将其与现有医养结合的养老照护产业相结合，使其成为养老服务的一项重要组成部分。具体而言，可以为老年群体提供更多的社会资源和适应性场所及工具，例如更多的健康知识和健康信息、适宜老人居住的养老院、更多的绿地场所、更舒适的空气净化和气温调节系统等，帮助老年群体更好地认识自身的身体健康和精神状况，从而提升适应能力。此外，结合老年群体的脆弱性，除了基本医疗保险体系外，还可以给予他们长期护理保险等更多的商业健康保险产品选择，从而为老年群体提供更好的健康保障，提升他们应对气候风险的能力。

6.3 研究展望

尽管本研究提供了丰富的信息，对未来相关政策的制定具有重要的参考价值，但是必须承认的是，本研究仍然存在诸多不足之处，一些内容还有待后续的研究。

首先，本研究所使用的 CHARLS 数据库没有提供具体的访问日期（仅有 2015 年和最新发布的 2018 年数据中公布了具体的访问月份，2011 年和 2013 年的访问月份于后期更新发布，但都没有公布具体的日期），这使得本研究第 3 章和第 4 章中无法将气象数据精确地与特定的访问日期进行匹配，从而无法讨论和比较极端气温暴露对中老年群体的身体健康和精神健康的即时冲击以及短期、中期和长期影响。因此，在关于身体健康和精神健康的研究中，主要计算了受访者过去一年中在所居住的特定城市的极端温度暴露天数。但是，根据 CHARLS 的传统，大部分的访问都集中于夏季（绝大部分的访问在 6~8 月进行，仅有极少数特殊样本需要在其他月份补充调查）进行，这在一定程度上可以减轻这一局限性对模型估计产生的偏误。另外，基于 CHARLS 数据库丰富的身体健康指标、精神健康指标和认知能力指标，本研究在第 3 章和第 4 章构建了多个测度指标，全方位地对中老年群体的健康状况进行衡量。但是必须承认的是，部分身体健康指标（包括自评健康状况、罹患慢性病状况和日常活动障碍）主要基于中老年个体受访者的自主回答，仍然存在一定

---

① 中华人民共和国国民经济和社会发展第十四个五年规划和 2035 年远景目标纲要［EB/OL］.［2022-07-09］. http://www.xinhuanet.com/2021-03/13/c_1127205564.htm.

的主观性，其准确性也可能受到其认知能力衰退的影响，与认知能力度量指标之间存在交叉影响，由此带来一定的测量误差问题。若后续 CHARLS 数据库能够披露较为丰富和精确的访问日期，并公布每年调查中采集的血检信息指标（目前仅有部分年份披露，且血检数据的应答率仅在 60% 左右，存在一定的样本选择问题），就能够利用较为客观的血液检查指标（例如血糖指数、实测血压指数、多项血脂指标等）更真实地反映受访者的身体健康状况；同时与精确的气象数据相结合，从而更好地实现本研究中的因果识别过程，提高本研究中估计的准确性和稳健性。

其次，本研究在极端气温的度量上主要基于"局部相对极端气温"的定义，将当日均值气温与当地历史同期月均值温度的偏离程度定义为是否存在极端气温暴露。因此，该经验策略的关键识别假设是：在身体健康变量和精神健康变量的连续变化条件下，温度的变化与给定个体其他未观察到的精神健康决定因素无关。基于本研究的定义，"局部相对极端气温"的出现在本研究设计中被认为是外生性较强的变量。第一，因为在气候变化背景下，极端气温和强降水等天气事件的出现在很大程度上是不可提前预测的，特别是在气候变化过程中（Andalón et al.，2016；IPCC，2014）；第二，基于本研究定义的"局部相对极端气温"，温度的局部变化程度比绝对温度值具有更强的外生性，因为它通过减去历史同期温度来刻画局部温度的偏离，从而控制了个体对居住地环境的预期值，并考虑了个体在长期生活居住的情况下对当地气温的适应程度；第三，本研究第 3 章和第 4 章基于面板数据的固定效应模型，控制了包括空气污染变量在内的几乎所有可获取的气象学变量，并对所有变量进行了均值离差处理，解决了不随时间变化的变量可能存在的内生性问题，从而在一定程度上解决了潜在的内生性问题。但是，即便基于这样的指标构建和模型设定，仍然无法完全控制所有与温度局部变化相关且可能直接影响个体身体健康和精神健康状况的其他变量，遗漏变量带来的估计偏误仍然可能对本研究的估计结果产生一定的影响。后续还需要更为精确且长期的气象数据库和样本量更大的中老年群体微观数据库，并尝试通过寻找工具变量或更为外生的冲击事件完成因果识别推断，从而对本研究的结果进行进一步的补充和验证。

再次，本研究结果为极端温度对中老年群体人力资本的长期积累影响提供了新的证据，有助于理解气候变化的社会成本和相关的健康不平等问题。但是受限于数据的获取，本研究仅仅尝试利用微观个体层面拥有空调等适应性工具分析其对缓解极端气温负面影响的效果，仍然缺乏对其实际使用情况和影响机制的深入分析和验证。局部地区的相对极端温度对慢性病、日常活动障碍、认知能力、认知过程以及其他情绪和行为方面的复杂机制仍在研究中，还需要进一步的研究才能更加全面地了解气候变化带来的健康风险。

最后，本研究验证了极端气温暴露与健康风险认知和健康行为决策（例如购买健康保险）的关系，有助于理解气候变化背景下极端温度带来的其他非健康结果（non-health outcome）和更为深远的社会影响。但是需要说明的是，本研究认为一个可能的影响机制在于高温暴露对健康风险认知水平产生影响，从而改变健康行为的发生，引起健康保险购买情况的改变；但是受限于数据的可得性，本研究无法直接获得度量小型团体及其内部成员的主观健康风险认知态度变量，第5章中很难直接对这一重要渠道进行检验。此外，由于保险购买行为和产品设计规则的复杂性，本研究没有细致地梳理和探究在特定地区的特定时间段内极端温度对健康保险购买行为方面影响的复杂机制，也没有深入分析极端气温暴露对购买、续保、退保、理赔等保险行为之间的区别和关联，团体重疾险与其他类型健康保险的影响机制差别也尚不明确，因此对于健康风险认知渠道的分析和识别还需要更为丰富的数据库和文献进行后续的研究和检验，才能更加全面地了解气候变化带来的风险和成本。

参考文献

［1］封进，艾静怡，刘芳. 退休年龄制度的代际影响：基于子代生育时间选择的研究［J］. 经济研究，2020，55（9）：106-121.

［2］封进，韩旭. 退休年龄制度对家庭照料和劳动参与的影响［J］. 世界经济，2017，40（6）：145-166.

［3］傅小兰，张侃. 中国国民心理健康发展报告（2019—2020）［M］. 北京：社会科学文献出版社，2021.

［4］国家统计局. 中国统计年鉴（2018）［M］. 北京：国家统计出版社，2019.

［5］雷晓燕，谭力，赵耀辉. 退休会影响健康吗？［J］. 经济学（季刊），2010，9（4）：1539-1558.

［6］李雅娴，张川川. 认知能力与消费：理解老年人口高储蓄率的一个新视角［J］. 经济学动态，2018（2）：65-75.

［7］刘宏，高松，王俊. 养老模式对健康的影响［J］. 经济研究，2011，46（4）：80-93，106.

［8］孟亦佳. 认知能力与家庭资产选择［J］. 经济研究，2014，49（S1）：132-142.

［9］齐良书. 收入、收入不均与健康：城乡差异和职业地位的影响［J］. 经济研究，2006（11）：16-26.

［10］王曲，刘民权. 健康的价值及若干决定因素：文献综述［J］. 经济学（季刊），2005（4）：1-52.

［11］中国保险监督管理委员会. 中国保险年鉴（2013）［M］. 北京：中国保险年鉴社，2014.

［12］周广肃，樊纲，申广军. 收入差距、社会资本与健康水平：基于中国家庭追踪调查（CFPS）的实证分析［J］. 管理世界，2014（7）：12-21，51，187.

［13］ABD - ELFATTAH H M, ABDELAZEIM F H, ELSHENNAWY S. Physical and cognitive consequences of fatigue: a review［J］. Journal of advanced research, 2015, 6（3）：351-358.

［14］ANDALÓN M, AZEVEDO J P, RODRÍGUEZ - CASTELÁN C, et al. Weather shocks and health at birth in colombia [J]. World development, 2016, 82 (1): 69-82.

[15] BAILLON A, BLEICHRODT H, LIU N, et al. Group decision rules and group rationality under risk [J]. Journal of risk and uncertainty, 2016, 52 (2): 99-116.

[16] BALMER F A, OTTIGER P, LEUTWYLER S. Experimental and calculated spectra of pi-stacked mild charge-transfer complexes: jet-cooled perylene. (Tetrachloroethene) n, n=1, 2 [J]. Journal of physical Chemistry A, 2015, 119 (42): 10462-10474.

[17] BARNARD M. Critical illness insurance: past, present and future [EB/OL]. [2022-08-17]. http://www. actuaries. org. uk/sites/all/files/documents/pdf/Barnard. pdf.

[18] BARRECA A. Does hot weather affect human fertility? [J]. IZA world of labor, 2017 (1): 1-10.

[19] BARRECA A. Climate change, humidity, and mortality in the United States [J]. Journal of environmental economics and management, 2012, 63 (1): 19-34.

[20] BARRECA A, CLAY K, DESCHENES O, et al. Adapting to climate change: the remarkable decline in the US temperature-mortality relationship over the twentieth century [J]. Journal of political economy, 2016, 124 (1): 105-159.

[21] BARRO R J. Economic growth in a cross section of countries [J]. The quarterly journal of economics, 1991, 106 (2): 407-443.

[22] BENHABIB J, SPIEGEL M M. The role of human capital in economic development evidence from aggregate cross-country data [J]. Journal of monetary economics, 1994, 34 (2): 143-173.

[23] BERRY H L, BOWEN K, KJELLSTROM T. Climate Change and mental health: a causal pathways framework [J]. International journal public health, 2010, 55 (2): 123-132.

[24] BLAUG M. The empirical status of human capital theory: a slightly jaundiced survey [J]. Journal of economic literature, 1976, 14 (3): 827-855.

[25] BLOOM D E, SACHS J D, COLLIER P, et al. Geography, demography, and economic growth in africa [J]. Brookings papers on economic activity, 1998 (2): 207-295.

[26] BLOOM D, CANNING D. The health and poverty of nations: from theory to practice [J]. Journal of human development, 2003, 4 (1): 47-71.

[27] BOTZEN W J, VAN DEN BERGH J C. Insurance against climate change and flooding in the netherlands: present, future, and comparison with other countries [J]. Risk analysis, 2008, 28 (2): 413-426.

[28] BOURQUE F, WILLOX A C. Climate change: the next challenge for public mental health? [J]. International review of psychiatry, 2014, 26 (4): 415-422.

[29] BURKE M, EMERICK K. Adaptation to climate change: evidence from US acreage

response [J]. American economic journal: economic policy, 2016 (8): 2018.

[30] BURKE M, GONZALEZ F, BAYLISS P, et al. Higher temperatures increase suicide rates in the United States and Mexico [J]. Nature climate change, 2018, 8 (8).

[31] CAI X Q, LU Y, WANG J. The impact of temperature on manufacturing worker productivity: evidence from personnel data [J]. Journal of comparative economics, 2018, 46 (4): 889-905.

[32] CAMPBELL S, REMENYI T A, WHITE C J, et al. Heatwave and health impact research: a global review [J]. Health & place, 2018, 53 (1): 210-218.

[33] CARLETON T A, HSIANG S M. Social and economic impacts of climate [J]. Science, 2016, 353 (6304).

[34] CARLETON T A. Crop-damaging temperatures increase suicide rates in India [J]. PNAS, 2017, 114 (33): 8746-8751.

[35] CEDENO L J G, WILLIAMS A, OULHOTE Y, et al. Reduced cognitive function during a heat wave among residents of non-air-conditioned buildings: an observational study of young adults in the summer of 2016 [J]. PLoS medicine, 2018, 15 (7).

[36] CHAN E, LAM H, SO S, et al. Association between ambient temperatures and mental disorder hospitalizations in a subtropical city: a time-series study of hong kong special administrative region [J]. International journal of environmental research, 2018, 15 (4): 1-19.

[37] CHANG T Y, HUANG W, WANG Y X. Something in the air: pollution and the demand for health insurance [J]. Review of economic studies, 2018, 85 (3): 1609-1634.

[38] COCHRANE J H. Time-consistent health-insurance [J]. Journal of political economy, 1995, 103 (3): 445-473.

[39] COHEN A, SIEGELMAN P. Testing for adverse selection in insurance markets [J]. Journal of risk and insurance, 2010, 77 (1): 39-84.

[40] COHEN A J, ROSS A H, OSTRO B, et al. The global burden of disease due to outdoor air pollution [J]. Journal of toxicology and environmental health, Part A, 2005, 68 (13): 1301-1307.

[41] COSTELLO A, ABBAS M, ALLEN A, et al. Managing the health effects of climate change: Lancet and University College London Institute for Global Health Commission [J]. Lancet, 2009, 373 (9676): 693-1733.

[42] COSTINOT A, DONALDSON D, SMITH C. Evolving comparative advantage and the impact of climate change in agricultural markets: evidence from 1.7 million fields around the world [J]. The Journal of political economy, 2016, 124 (1): 205-248.

[43] CRICK F, JENKINS K, SURMINSKI S. Strengthening insurance partnerships in the

face of climate change – insights from an agent–based model of flood insurance in the UK [J]. Science of the total environment, 2018, 636 (1): 192–204.

[44] CURŞEU P L, JANSEN R J G, CHAPPIN M M H. Decision rules and group rationality: cognitive gain or standstill? [J]. PloS one, 2013, 8 (2).

[45] DAVIES M, GUENTHER B, LEAVY J, et al. Climate change adaptation, disaster risk reduction and social protection: complementary roles in agriculture and rural growth? [J]. IDS working papers, 2009 (320): 1–37.

[46] DELL M, JONES B F, OLKEN B A. Temperature shocks and economic growth: evidence from the last half century [J]. American economic journal–macroeconomics, 2012, 4 (3): 66–95.

[47] DENISSEN J J, BUTALID L, PENKE L, et al. The effects of weather on daily mood: a Multilevel approach [J]. Emotion, 2008, 8 (5): 662–667.

[48] DESCHÊNES O, GREENSTONE M. The Economic impacts of climate change: evidence from agricultural output and random fluctuations in weather [J]. American economic review, 2007, 97 (1): 354–385.

[49] DESCHENES O. Temperature, human health, and adaptation: a review of the empirical literature [J]. Energy economics, 2014, 46 (1): 606–619.

[50] DIAZ J, JORDAN A, GARCIA R, et al. Heat waves in Madrid 1986—1997: effects on the health of the elderly [J]. International archives of occupational and environmental health, 2002, 75 (3): 163–170.

[51] EBENSTEIN A, LAVY V, ROTH S. The long–run economic consequences of high–stakes examinations: evidence from transitory variation in pollution [J]. American economic journal: applied economics, 2016, 8 (4): 36–65.

[52] ELING M, JIA R, YAO Y. Between–group adverse selection: evidence from group critical illness insurance [J]. Journal of risk and insurance, 2017, 84 (2): 771–809.

[53] EPSTEIN P R. Climate change and human health: risks and responses [EB/OL]. [2022 – 07 – 09]. https: //www. proquest. com/scholarly – journals/climate – change – human – health–risks–responses/docview/229581395/se–2? accountid = 13151.

[54] FIELD C B. Climate change 2014–impacts, adaptation and vulnerability: regional aspects [M]. Cambridge : Cambridge University Press, 2014.

[55] FISHMAN R. More uneven distributions overturn benefits of higher precipitation for crop yields [J]. Environmental research letters, 2016, 11 (2).

[56] FISHMAN R, CARRILLO P, RUSS J. Long – term impacts of exposure to high temperatures on human capital and economic productivity [J]. Journal of environmental

economics and management, 2019, 93 (1): 221-238.

[57] FONG K C, HART J E, JAMES P. A review of epidemiologic studies on greenness and health: updated literature through 2017 [J]. Current environmental health reports, 2018, 5 (1): 77-87.

[58] FOUILLET A, REY G, LAURENT L, et al. Excess mortality related to the August 2003 heat wave in France [J]. International archives of occupational and environmental health, 2006, 80 (1): 16-24.

[59] FRITZE J G, BLASHKI G A, BURKE S, et al. Hope, despair and transformation: climate change and the promotion of mental health and wellbeing [J]. International journal of mental health systems, 2008, 2 (1): 13.

[60] GALLUP J L, SACHS J D. The economic burden of malaria [J]. The American journal of tropical medicine and hygiene, 2001, 64 (1): 85-96.

[61] GOODMAN J, HURWITZ M, PARK J, et al. Heat and learning [J]. NBER Working Papers, 2018 (1).

[62] GREEN M S, PRI-OR N G, CAPELUTO G, et al. Climate change and health in Israel: adaptation policies for extreme weather events [J]. Israel journal of health policy research, 2013, 2 (1): 23.

[63] GROSSMAN M. On the concept of health capital and the demand for health [J]. Journal of political economy, 1972, 80 (2): 223-255.

[64] HALLEGATTE S H S. Thinking ahead: for a sustainable recovery from COVID-19 [EB/OL]. [2022-07-09]. https://www.preventionweb.net/news/view/71103.

[65] HAMMEN C. Stress and depression [J]. Annual review of psychology, 2005 (1): 293-319.

[66] HANSEN A, BI P, NITSCHKE M, et al. The effect of heat waves on mental health in a temperate Australian city [J]. Environmental health perspectives, 2008, 116 (10): 1369-1375.

[67] HANSEN W L, MITCHELL N J, DROPE J M. The logic of private and collective action [J]. American journal of political science, 2005, 49 (1): 150-167.

[68] HANSON R. Adverse selection in group insurance: the virtues of failing to represent voters [J]. Economics of governance, 2005, 6 (2): 139-157.

[69] HAQ G. Growing old in a Changing climate [J]. Public policy & aging report, 2017, 27 (1): 8-12.

[70] HAYES K, BLASHKI G, WISEMAN J, et al. Climate change and mental health: risks, impacts and priority actions [J]. International journal of mental health systems, 2018, 12 (1): 28.

[71] HE J, LIU H, SALVO A. Severe air pollution and labor productivity: evidence from industrial towns in China [J]. American economic journal: applied economics, 2019, 11 (1): 173.

[72] HEIM R R. A review of twentieth-century drought indices used in the United States [J]. Bulletin of the American meteorological society, 2002, 83 (8): 1149-1165.

[73] HEYES A, SABERIAN S. Temperature and decisions: evidence from 207 000 court cases [J]. American economic journal: applied economics, 2019, 11 (2): 238-265.

[74] HIGGINBOTHAM N, CONNOR L, ALBRECHT G, et al. Validation of an environmental distress scale [J]. EcoHealth, 2006, 3 (4): 245-254.

[75] HOPMAN J, ALLEGRANZI B, MEHTAR S. Managing COVID-19 in low and middle-income countries [J]. JAMA, 2020, 323 (16): 1549-1550.

[76] HORNBECK R. The enduring impact of the American dust bowl: short and long-run adjustments to environmental catastrophe [J]. American economic review, 2012, 102 (4): 1477-1507.

[77] HOSPERS L, SMALLCOMBE J W, MORRIS N B, et al. Electric fans: a potential stay-at-home cooling strategy during the COVID-19 pandemic this summer? [J]. Science of the total environment, 2020 (1): 747.

[78] HSIANG S M. Temperatures and cyclones strongly associated with economic production in the Caribbean and Central America [J]. PNAS, 2010, 107 (35): 15367-15372.

[79] HSIANG S M, BURKE M, MIGUEL E. Quantifying the influence of climate on human conflict [J]. Science, 2013, 341 (6151).

[80] HSIEH C R, QIN X. Depression hurts, depression costs: the medical spending attributable to depression and depressive symptoms in China [J]. Health economics, 2018, 27 (3): 525-544.

[81] IEA. Global energy review 2020 [EB/OL]. [2022-08-01]. https://www.iea.org/reports/global-energy-review-2020.

[82] JI J S. Air pollution and China's ageing society [J]. Lancet public health, 2018, 3 (10): e457-e458.

[83] JI Y, MA Z, PEPPELENBOSCH M P, et al. Potential association between COVID-19 mortality and health-care resource availability [J]. Lancet global health, 2020, 8 (4): e480.

[84] JIA R, WU Z. Insurer commitment and dynamic pricing pattern [J]. The Geneva risk and insurance review, 2018, 44 (1): 87-135.

[85] JØRGENSEN S L, TERMANSEN M, PASCUAL U. Natural insurance as condition for market insurance: climate change adaptation in agriculture [J]. Ecological economics, 2020

（1）：169.

［86］KAHN M E. The death toll from natural disasters: the role of income, geography, and institutions ［J］. Review of economics and statistics, 2005, 87（2）：271-284.

［87］KAHOL K, LEYBA L, DEKA M, et al. Effect of fatigue on psychomotor and cognitive skills ［J］. American journal of surgery, 2008, 195（2）：195-204.

［88］KAISER R, RUBIN C H, HENDERSON A K, et al. Heat-related death and mental illness during the 1999 Cincinnati heat wave ［J］. American journal of forensic medicine and pathology, 2001, 22（3）：303-307.

［89］KESSLER R C, GALEA S, GRUBER M J, et al. Trends in mental illness and suicidality after Hurricane Katrina ［J］. Molecular psychiatry, 2008, 13（4）：374-384.

［90］KIM Y, MANLEY J, RADOIAS V. Air pollution and long-term mental health ［J］. Atmosphere, 2020, 11（12）：1355.

［91］KIOUMOURTZOGLOU M A, POWER M C, HART J E, et al. The association between air pollution and onset of depression among middle-aged and older women ［J］. American journal of epidemiology, 2017, 185（9）：801-809.

［92］KJELLSTROM T, FREYBERG C, LEMKE B, et al. Estimating population heat exposure and impacts on working people in conjunction with climate change ［J］. International journal of biometeorol, 2018, 62（3）：291-306.

［93］KJELLSTROM T, KOVATS R S, LLOYD S J, et al. The direct impact of climate change on regional labor productivity ［J］. Archives of environmental & occupational health, 2009, 64（4）：217-227.

［94］LAW S, LIU P. Suicide in China: unique demographic patterns and relationship to depressive disorder ［J］. Current psychiatry reports, 2008, 10（1）：80-86.

［95］LEI X, ZHAO Y, XU W. Does marrying up make your life more satisfied? Marriage pattern and its long-term effects ［J］. China economic quarterly, 2014, 14（1）：31-50.

［96］LIM W, MATROS A, TUROCY T L. Bounded rationality and group size in tullock contests: experimental evidence ［J］. Journal of economic behavior & organization, 2014, 99（1）：155-167.

［97］LIST C. Group knowledge and group rationality: a judgment aggregation perspective ［J］. Episteme, 2005, 2（1）：25-38.

［98］LOBELL D B, SCHLENKER W, COSTA-ROBERTS J. Climate trends and global crop production since 1980 ［J］. Science, 2011, 333（6042）：616-620.

［99］LOUIS W R, TAYLOR D M, NEIL T. Cost-benefit analyses for your group and your self: the "rationality" of decision-making in conflict ［J］. International journal of conflict management, 2004, 15 (2): 110–143.

[100] LORENTZEN P, MCMILLAN J, WACZIARG R. Death and development [J]. Journal of economic growth, 2008, 13 (2): 81–124.

[101] LUCAS R E. On the mechanics of economic development [J]. Journal of monetary economics, 1988, 22 (1): 3–42.

[102] IANA M, SCHOIERER J, HARTIG T, et al. Exploring pathways linking greenspace to health: theoretical and methodological guidance [J]. Environmental research, 2017, 158 (1): 301–317.

[103] MCMICHAEL A J, WILKINSON R S, KOVATS S, et al. International study of temperature, heat and urban mortality: the "ISOTHURM" project [J]. International journal epidemiology, 2008, 37 (5): 1121–1131.

[104] MCMICHAEL A J, WOODRUFF R E, HALES S. Climate change and human health: present and future risks [J]. Lancet, 2006, 367 (9513): 859–869.

[105] MCMICHAEL C. Climate change – related migration and infectious disease [J]. Virulence, 2015, 6 (6): 548–553.

[106] MENDELSOHN R, NORDHAUS W D, SHAW D. The impact of global warming on agriculture: a Ricardian analysis [J]. The American economic review, 1994, 84 (4): 753–771.

[107] MURRAY C J, VOS T, LOZANO R, et al. Disability–adjusted life years (DALYs) for 291 diseases and injuries in 21 regions, 1990–2010: a systematic analysis for the global burden of disease study 2010 [J]. Lancet, 2012, 380 (9859): 2197–2223.

[108] MUSHKIN S J. Health as an investment [J]. Journal of political economy, 1962, 70 (5, Part 2): 129–157.

[109] NITSCHKE M, TUCKER G R, HANSEN A L, et al. Impact of two recent extreme heat episodes on morbidity and mortality in Adelaide, South Australia: a case–series analysis [J]. Environmental health, 2011, 10 (1): 42.

[110] WILLIAM N. A question of balance: weighing the options on global warming policies [M]. New Haven: Yale University Press, 2008.

[111] OBRADOVICH N, MIGLIORINI R, PAULUS M P, et al. Empirical evidence of mental health risks posed by climate change [J]. PNAS, 2018, 115 (43): 10953–10958.

[112] OLFF M, LANGELAND W, DRAIJER N, et al. Gender differences in posttraumatic stress disorder [J]. Psychological bulletin, 2007, 133 (2): 183–204.

[113] OLMSTEAD A L, RHODE P W. Adapting North American wheat production to climatic challenges [J], PNAS, 2011, 108 (2): 480–485

［114］PARK Y C, KIM J. An experimental study on cycle performance of the mobile air conditioner with and without indoor fan operation ［J］. Applied mechanics and materials, 2012 （1）: 249-250, 725-731.

［115］RADLOFF L S. The CES-D Scale ［J］. Applied psychological measurement, 2016, 1 （3）: 385-401.

［116］RAJU E, AYEB-KARLSSON S. COVID-19: How do you self-isolate in a refugee camp? ［J］. International journal of public health, 2020, 65 （5）: 515-517.

［117］ROBINE J M, CHEUNG S L, LE S, et al. Death toll exceeded 70 000 in Europe during the summer of 2003 ［J］. Comptes rendus biologies, 2008, 331 （2）: 171-178.

［118］ROMER P M. Endogenous technological change ［J］. Journal of political economy, 1990, 98 （5, Part 2）: S71-S102.

［119］SALAMANCA F, GEORGESCU M, MAHALOV A, et al. Anthropogenic heating of the urban environment due to air conditioning ［J］. Journal of geophysical research: atmospheres, 2014, 119 （10）: 5949-5965.

［120］SCHLENKER W, LOBELL D B. Robust negative impacts of climate change on african agriculture ［J］. Environmental research letters, 2010, 5 （1）.

［121］SCHLOZMAN K L, VERBA S, BRADY H. E. Participation's not a paradox: the view from american activists ［J］. British journal of political science, 1995, 25 （1）: 1-36.

［122］SCHULTZ T W. Investment in human capital ［J］. The American economic review, 1961, 51 （1）: 1-17.

［123］SCHWERDTLE P, BOWEN K, MCMICHAEL C. The health impacts of climate-related migration ［J］. BMC medicine, 2017, 16 （1）: 1.

［124］SHAH A. The relationship between suicide rates and age: an analysis of multinational data from the world health organization ［J］. International psychogeriatrics, 2007, 19 （6）: 1141-1152.

［125］SHUMAN E K. Global climate change and infectious diseases ［J］. The New England journal of medicine, 2010, 362 （12）: 1061-1063.

［126］SREETHERAN M, VAN DEN BOSCH C C K. A socio-ecological exploration of fear of crime in urban green spaces: a systematic review ［J］. Urban forestry & urban greening, 2014, 13 （1）: 1-18.

［127］SOLOW R M. A contribution to the theory of economic growth ［J］. The quarterly journal of economics, 1956, 70 （1）: 65-94.

［128］SU N. The first critical illness table from CIRC has limited short-term impact ［EB/OL］. ［2022-08-02］. http://finance. caijing. com. cn/2013-12-04/113648773. html.

［129］ SUDARSHAN A, TEWARI M. The economic impacts of temperature on industrial productivity: evidence from indian manufacturing ［J］. NBER working papers, 2014 (1).

［130］ SZEKELY M, CARLETTO, L, GARAMI A. The pathophysiology of heat exposure ［J］. Temperature (Austin), 2015, 2 (4): 452.

［131］ TCHEN N, JUFFS H G, DOWNIE F P, et al. Cognitive function, fatigue, and menopausal symptoms in women receiving adjuvant chemotherapy for breast cancer ［J］. Journal of clinical oncology, 2003, 21 (22): 4175-4183.

［132］ THISTLETHWAITE J, WOOD M O. Insurance and climate change risk management: rescaling to look beyond the horizon ［J］. British journal of management, 2018, 29 (2): 279-298.

［133］ UNDP. Asia-Pacific human development report ［EB/OL］. [2022-08-03]. https: // www. undp. org/content/undp/en/home/librarypage/hdr/asia - pacific - human - development - report-2012/.

［134］ VINER M, CLARK C, TAYLOR J, et al. Longitudinal risk factors for persistent fatigue in adolescents ［J］. Archives of pediatrics and Adolescent medicine, 2008, 162 (5): 469-475.

［135］ WAITE M, COHEN E, TORBEY H, et al. Global trends in urban electricity demands for cooling and heating ［J］. Energy, 2017, 127 (1): 786-802.

［136］ WANG X, LAVIGNE E, OUELLETTE-KUNTZ H, et al. Acute impacts of extreme temperature exposure on emergency room admissions related to mental and behavior disorders in Toronto, Canada ［J］. Journal of affective disorders, 2014, 155 (1): 154-161.

［137］ WATTS N, AMANN M, ARNELL N, et al. The 2020 report of the Lancet countdown on health and climate change: responding to converging crises ［J］. Lancet, 2021, 397 (10269): 129-170.

［138］ WATTS N, AMANN M, ARNELL N, et al. The 2018 report of the Lancet countdown on health and climate change: shaping the health of nations for centuries to come ［J］. Lancet, 2018, 392 (10163): 2479-2514.

［139］ WATTS N, AMANN M, ARNELL N, et al. The 2019 Report of the lancet countdown on health and climate change: ensuring that the health of a child born today is not defined by a changing climate ［J］. Lancet, 2019, 394 (10211): 1836-1878.

［140］ WELCH J R, VINCENT J R, AUFFHAMMER M, et al. Rice yields in Tropical/ Subtropical Asia exhibit large but opposing sensitivities to minimum and maximum temperatures ［J］. PNAS, 2010, 107 (33): 14562-14567.

［141］ WHO. Operational framework for building climate resilient health systems ［EB/OL］.

[2022-08-09]. https：//www. who. int/globalchange/publications/building-climate-resilient-healthsystems/en/.

[142] WHO. COP24 Special report：special report health and climate [EB/OL].
[2022-08-10]. https：//www. who. int/globalchange/en /.

[143] WILLIAMS S, NITSCHKE M, WEINSTEIN P, et al. The impact of summer temperatures and heatwaves on mortality and morbidity in Perth, Australia (1994-2008) [J]. Environment international, 2012, 40 (1)：33-38.

[144] WOLCH J R, BYRNE J, NEWELL J P. Urban green space, public health, and environmental justice：the challenge of making cities "just green enough" [J]. Landscape and urban planning, 2014, 125 (1)：234-244.

[145] XU Z, FITZGERALD G, GUO Y, et al. Impact of heatwave on mortality under different heatwave definitions：a systematic review and meta-analysis [J]. Environment international, 2016 (1)：89-90, 193-203.

[146] YEN S, ROBINS C J, LIN N. A cross-cultural comparison of depressive symptom manifestation：China and the United States [J]. Journal of consulting and clinical psychology, 2000, 68 (6)：993-999.

[147] YU X M, LEI X Y, WANG M. Temperature effects on mortality and household adaptation：evidence from China [J]. Journal of environmental economics and management, 2019, 96 (1)：195-212.

[148] ZHANG P, DESCHENES O, MENG K, et al. Temperature effects on productivity and factor reallocation：evidence from a half million Chinese manufacturing plants [J]. Journal of environmental economics and management, 2018, 88 (1)：1-17.

[149] ZHANG X, CHEN X, ZHANG X. The impact of exposure to air pollution on cognitive performance [J]. PNAS, 2018, 115 (37)：9193-9197.

[150] ZHANG X, ZHANG X, CHEN X. Happiness in the air：how does a dirty sky affect mental health and subjective well-being? [J]. Journal of environmental economics and management, 2017, 85 (1)：81-94.

[151] ZHENG S, WANG J, SUN C, et al. Air pollution lowers Chinese urbanites' expressed happiness on social media [J]. Nature human behavior, 2019, 3 (3)：237-243.

[152] ZHONG B L, CHIU H F, CONWELL Y. Rates and characteristics of elderly suicide in China, 2013-14 [J]. Journal of affective disorders, 2016, 206 (1)：273-279.

[153] ZIVIN J S G, NEIDELL M. The impact of pollution on worker productivity [J]. American economic review, 2012, 102 (7)：3652-3673.

[154] ZIVIN J S G, NEIDELL M. Temperature and the allocation of time：implications for

Climate change [J]. Journal of labor economics, 2014, 32 (1): 1-26.

[155] ZIVIN J S G, SONG Y, TANG Q, et al. Temperature and high-stakes cognitive performance [J]. NBER Working Papers, 2018 (1).

[156] ZIVIN J S G, HSIANG S M, NEIDELL M. Temperature and human capital in the short and long run [J]. Journal of the association of environmental and resource economists, 2018, 5 (1): 77-105.

附录　正文附表与附图

附表 1　CHARLS 问卷中所涉及的 ADL 及 IADL 活动类型

活动类型	活动名称
ADL	穿衣（穿衣服包括从衣橱中拿出衣服，穿上衣服，扣上纽扣，系上腰带）
ADL	洗澡
ADL	吃饭（指当饭菜准备好以后，自己吃饭）
ADL	起床、下床
ADL	上厕所（包括蹲下、站起）
ADL	控制大小便（自己能够使用导尿管或者尿袋算能够控制自理）
IADL	做家务（指的是房屋清洁，洗碗盘，整理被褥和房间摆设）
IADL	做饭（指为做饭准备原材料，做饭菜，端上餐桌）
IADL	商店购买食品（指决定买什么和付钱）
IADL	自己吃药
IADL	管钱（比如支付账单、记录支出项目、管理财物）

资料来源：CHARLS 2011 年、2013 年、2015 年调查问卷。

附表 2　CHARLS 问卷中所涉及的慢性病类型

序号	慢性病名称
1	高血压病
2	血脂异常（高血脂或低血脂）
3	糖尿病或血糖升高（包括糖耐量异常和空腹血糖升高）
4	癌症等恶性肿瘤（不包括轻度皮肤癌）
5	慢性肺部疾患如慢性支气管炎或肺气肿、肺心病（不包括肿瘤或癌）

序号	慢性病名称
6	肝脏疾病（除脂肪肝、肿瘤或癌外）
7	心脏病（如心肌梗塞、冠心病、心绞痛、充血性心力衰竭和其他心脏疾病）
8	中风
9	肾脏疾病（不包括肿瘤或癌）
10	胃部疾病或消化系统疾病（不包括肿瘤或癌）
11	情感及精神方面问题
12	与记忆相关的疾病（如阿尔茨海默病、脑萎缩、帕金森症）
13	关节炎或风湿病
14	哮喘

资料来源：CHARLS 2011 年、2013 年、2015 年调查问卷。

附表 3 团体重疾险保单涵盖的重大疾病

序号	疾病类型	序号	疾病类型
1	恶性肿瘤	14	双眼失明
2	急性心肌梗死	15	瘫痪
3	中风后遗症	16	心脏瓣膜手术
4	主要器官/造血干细胞移植	17	严重阿尔茨海默病
5	冠状动脉旁路移植术	18	重大头部外伤
6	终末期肾病（慢性肾衰竭）	19	重度帕金森病
7	四肢缺失	20	严重三度烧伤
8	急性或亚急性重型肝炎	21	重度原发性肺动脉高压
9	良性脑肿瘤	22	严重运动神经元病
10	慢性肝衰竭（终末期）	23	失语
11	脑炎后遗症或脑膜炎后遗症	24	重型再生障碍性贫血
12	深度昏迷	25	主动脉外科手术
13	双耳聋		

注：团体重疾险保单规定的25种重大疾病的完整列表如上所示（2021 年重疾险新规发布之前）。该榜单由中国保险协会和中国医师协会推荐，已被中国保险市场的大多数参与者采纳。这些疾病的标准和医学定义可以在中国保险协会和中国医师协会的官网找到。

附表4 API指数计算对照表

API 指数	PM10（μg/m²）	SO₂（μg/m²）	NO₂（μg/m²）
0	0	0	0
50	50	50	40
100	150	150	80
150	250	475	180
200	350	800	280
300	420	1 600	565
400	500	2 100	750
500	600	2 620	940

数据来源：中华人民共和国环境保护部。

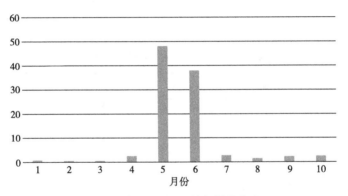

附图1　2011年CHARLS访问月份分布（%）

数据来源：CHARLS 2011年全国调查数据。

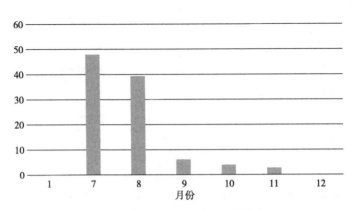

附图2　2013年CHARLS访问月份分布（%）

数据来源：CHARLS 2013年全国调查数据。

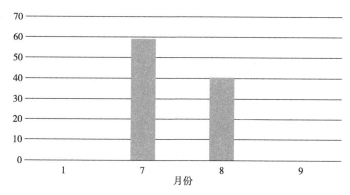

附图 3　2015 年 CHARLS 访问月份分布（%）

数据来源：CHARLS 2015 年全国调查数据。

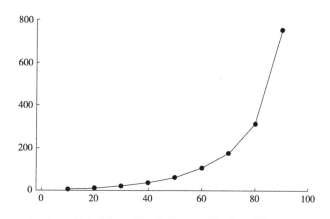

附图 4　样本中团体规模的分位数点取值（单位：人）

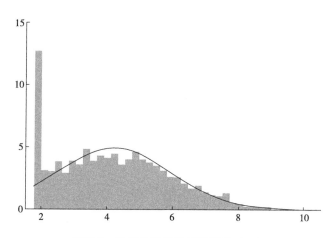

附图 5　对数处理后的团体规模（%）